IMMUNISATION

ET

SÉRUMTHÉRAPIE

Dr SAMUEL BERNHEIM

IMMUNISATION

ET

SÉRUMTHÉRAPIE

TÉTANOS — DIPHTÉRIE
TUBERCULOSE — PNEUMONIE — CHOLÉRA
VARIOLE — SEPTICÉMIE
SYPHILIS — FIÈVRE TYPHOÏDE
INFLUENZA — VENINS — CHARBON

PARIS
A. MALOINE, ÉDITEUR
91, BOULEVARD SAINT-GERMAIN, 91

1895

INTRODUCTION

L'immunisation est la méthode par laquelle on confère artificiellement à l'homme ou à un animal un état réfractaire maximum contre une maladie infectieuse déterminée. Cet état réfractaire est produit dans un but thérapeutique. En effet, l'antitoxine de l'animal immunisé sert également à combattre une affection microbienne, ou bien à prémunir contre cette maladie. La sérumthérapie n'est donc que le corollaire du grand théorème *Immunisation*.

Il s'agit là d'une méthode nouvelle n'ayant que des affinités, et non pas une identité avec la vaccination : nous ferons voir dans le courant de cet ouvrage les différences si profondes qui existent entre ces deux états. Si cette découverte est de date toute récente, elle repose cependant sur une série d'expériences assez nombreuses et surtout fort concluantes, faites en Allemagne et en France depuis plusieurs années. Avec cette loyauté qui caractérise la plupart de nos Savants français, Roux a déclaré nettement, au dernier Congrès de Buda-Pesth, qu'il s'est inspiré, pour obtenir l'immunité diphtérique, des recherches antérieures faites par Behring, Vernicke et Kitasato. Ces derniers ont jeté la base de cette nouvelle méthode dès 1889, et ont fait connaître, depuis cette époque, à maintes reprises, le résultat de leurs curieuses recherches. Avant Behring, Maurice Raynaud, Richet et Héricourt, Straus, Bouchard, Charrin, Courmont et Dor, Tizzoni et Cattani, Kürth Muller et Samuel Bernheim ont cherché à rendre les animaux réfractaires contre certaines infections. Si les résultats furent négatifs en grande partie, c'est que la plupart des expérimentateurs, s'appuyant sur les immortelles découvertes de Pasteur, ont recherché par l'inoculation des microorganismes l'immunisation. Comme il le dit lui-même, Behring s'est inspiré largement des découvertes faites à l'école de Pasteur, mais il a été le premier à reconnaître la valeur des toxines dans l'immunisation. C'est donc à Behring que revient le grand honneur d'avoir inauguré ces recherches dont on peut tant espérer : il en a été l'innovateur, et son nom doit être incrit en lettres d'or dans cette nouvelle étape bactériologique, dans le livre de la Sérumthérapie.

Cet ouvrage comprendra toutes les recherches, toutes les découvertes faites depuis les premières tentatives d'immunisation jusqu'à nos jours. Dans un premier chapitre, j'expliquerai l'immunité, c'est-à-dire l'état réfractaire naturel et congénital que possède chaque espèce animale. Nous donnerons la genèse de cette immunité, car la sérumthérapie a donné le mot juste de cette question, sans rien enlever à la doctrine si brillante et si ingénieuse de Metchnikoff, la *phagocytose*.

Dans un deuxième chapitre, nous exposerons l'étude de la vaccination. Ce chapitre très important montrera, par sa longueur et par les nombreux travaux cités, combien les expérimentateurs ont fait d'efforts pour atteindre l'immunité acquise ou l'immunisation.

Ce dernier point sera étudié dans un troisième chapitre. Nous ferons ressortir les différences existant entre la vaccination et l'immunisation. Cette différence, qui a été méconnue pendant de nombreuses années, fut certes la cause de l'échec initial de la sérumthérapie. Aujourd'hui, on connaît la juste valeur de ces deux méthodes et on en a déjà tiré les meilleurs résultats.

Puis, dans les chapitres successifs, nous relaterons les expériences entreprises dans le but d'obtenir un degré maximum d'immunisation contre chaque maladie infectieuse, et nous rapporterons les résultats pratiques qui en découlent. Pour certaines maladies, les recherches sont à peines ébauchées, et de nouvelles expériences, qui sont répétées si facilement aujourd'hui, viendront certes prochainement confirmer nos espérances scientifiques et cliniques.

Dès que je connus les travaux de Behring, j'eus l'intention de publier un travail d'ensemble sur cette découverte thérapeutique. J'ai bien fait d'attendre, car j'ai eu ainsi le temps d'observer par moi-même les résultats merveilleux que donne cette méthode. Je l'ai étudié dans la variole, dans la pneumonie et plus particulièrement dans la tuberculose, affection contre laquelle j'ai appliqué la sérumthérapie *vraie* depuis plus de trois ans; à cette époque, nos compatriotes recherchaient encore les effets de la vaccination. Depuis, d'autres expérimentateurs ont publié des faits et des observations cliniques que nous citerons au cours de cet ouvrage. La critique elle-même s'en est mêlée, critique acerbe, et, chose curieuse! la détraction vient précisément de ceux qui ont fait de si remarquables découvertes dans les domaines histologiques et bactériologiques; mais ces critiques devaient se produire fatalement, car la doctrine immunisante avait l'air de porter ombrage à la bactériologie dont elle étend au contraire le champ d'expériences si utiles. Behring, du reste, n'avait jamais cette intention mesquine, et au début de ses recherches, il rendait l'hommage le plus respectueux aux bactériologistes français, et particulièrement à notre grand Pasteur.

Quoi qu'il en soit, nous ne voulons pas nous occuper de ces controverses stériles, pas plus que nous reproduisons les théories de ceux qui cherchent l'interprétation exacte et la valeur de la sérumthérapie. Les faits existent, et les observations cliniques deviennent chaque jour plus nombreuses pour défendre cette méthode. Peu nous importe la théorie clinique, biologique ou physiologique qui triomphera. L'essentiel, pour nous, est d'avoir une méthode certaine et inoffensive.

Le savant, bien au courant de la littérature française et étrangère, pourra sans doute retrouver un grand nombre de documents que je relate dans cet ouvrage ; la bibliographie y est du reste scrupuleusement indiquée. Mais cette étude nouvelle et récente prend une importance trop considérable pour être ignorée ou pour obliger le praticien à se livrer à des recherches si arides : il veut néanmoins être au courant de ces expériences. C'est pourquoi ce livre, qui n'omet aucun détail, qui est écrit avec un esprit aussi impartial que juste, rendra, j'en suis convaincu, des services à l'étudiant, au praticien, au savant, qui voudraient connaître à fond ces intéressantes questions.

IMMUNISATION

ET

SÉRUMTHÉRAPIE

CHAPITRE PREMIER

IMMUNITÉ NATURELLE

I

DÉFINITION

L'immunité naturelle est la propriété que possèdent les animaux de résister à certaines maladies infectieuses ou à certaines intoxications. Il ne s'agit pas là d'une habitude contractée, mais d'une résistance spontanée, naturelle, inhérente au sujet.

D'après Schleich, l'immunité ne serait jamais spontanée, mais c'est une qualité toujours créée par la race animale. C'est ainsi qu'on devient immun par une maladie antérieure. Mais le plus souvent cet état réfractaire est congénital, c'est-à-dire transmis par naissance des ascendants aux enfants. Suivant cet auteur, une syphilis ou une tuberculose des parents confère aux enfants une immunité syphilitique ou tuberculeuse. De même, certaines épidémies, telles que la peste noire, la lèpre, etc., ont complètement disparu dans différents pays, parce que ces infections ont pour ainsi dire vacciné différentes générations et leur virus est devenu inoffensif sur les héritiers de ces générations (épuisement du terrain).

Nous verrons plus loin ce qu'il faut retenir de cette opinion. Disons en attendant qu'aucun animal ne possède l'immunité absolue. Quelle que soit la résistance d'un organisme, ce dernier peut toujours être vaincu par une dose trop massive de microbes ou par un degré plus ou moins élevé de toxines.

Il faut insister, en outre, pour dire que cette immunité varie suivant les classes, suivant les familles, suivant les espèces. Dans une même espèce animale, la puissance d'immunité varie et on retrouve même cette échelle ascendante ou descendante chez le même individu suivant les conditions personnelles, dans lesquelles il se trouve.

Il y a peu d'années encore cette immunité, connue cependant, était entourée de croyances mystérieuses. Aujourd'hui, elle apparaît sous un jour plus scientifique, grâce aux nombreuses découvertes récentes, grâce aux recherches modernes si intéressantes poussées dans les domaines physiologique, biologique et chimique. On commence maintenant à connaître, sinon sa nature intime, du moins les principaux facteurs de son existence. Considérée autrefois comme propriété absolue de l'animal, on n'a pas tardé à reconnaître que l'immunité n'était que *relative* et qu'elle dépendait soit du terrain, soit du microorganisme pathogène, soit des conditions d'attaque. Le microbe peut être modifié dans sa quantité, et l'importance de ce facteur ne peut être niée après les recherches de Chauveau, Watson-Cheyne, de Bollinger, de Bouchard, de Wirokoviez, de Grancher, Ledoux, etc.

Chauveau a montré que les moutons algériens, relativement réfractaires au charbon, contractent la maladie lorsqu'on leur fait une inoculation hypodermique de doses énormes de culture. Il suffit, au contraire, de piquer un mouton français sous l'épiderme de l'oreille pour le tuer.

D'après Watson-Cheyne, un seul bacille charbonneux fait périr un cobaye, un seul bacille de la septicémie une souris, pourvu que ces bacilles soient très virulents et les animaux très sensibles. Le cobaye ne souffre pas de l'injection d'un petit nombre de bacilles de la septicémie des souris. Quelques milliers ne lui occasionnent qu'un abcès ; au delà de cette dose, il meurt.

Watso -Cheyne a obtenu des résultats semblables avec le staphylococcus aureus, le micrococcus tetragenus et le microbe de la salive humaine, avec lequel Pasteur a pu donner la septicémie au lapin. Quelques microbes du choléra des poules font succomber le lapin. Moins de dix mille sont inoffensifs pour le cobaye ; plus de dix mille lui causent un abcès ; trois cent mille le tuent.

Le proteus vulgaris est considéré comme non virulent. Watson-Cheyne a produit un abcès chez le lapin, en lui injectant plus de 112 millions de ce microbe ; 225 millions le tuent après vingt-quatre ou trente-six heures.

Charrin a prouvé, comme Bouchard, du reste, pour le pus bleu, que la dose fait varier même les détails des symptômes. En l'injectant dans les veines, il a vu que la durée de la maladie était inversement proportionnelle à la quantité des microbes injectés. La fièvre aussi est d'autant plus intense que la quantité de la culture injectée est plus considérable. Il est de même de l'albuminurie produite : 2 et 3 centimètres cubes l'ont déterminée au bout de douze heures, un centimètre le lendemain seulement.

La puissance toxique des microbes dépend non seulement de leur *quantité*, mais aussi de leur *qualité*. Cette qualité peut être modifiée par divers facteurs tels que la lumière, l'électricité, la chaleur, la pression, l'humidité, la sécheresse, etc. D'Arsonval et Charrin ont montré le rôle que jouent ces facteurs dans la nature pour constituer ce que les anciens avaient nommé le génie épidémique. L'âge de la culture et les modifications chimiques du milieu, dans lequel se développent les microbes, ont également une grande importance : ils influent sur leurs propriétés et même sur leur forme.

Nous ne nous arrêterons pas à ces modifications, sur lesquelles nous reviendrons plus longuement à propos de la vaccination et de l'immunisation.

Nous envisagerons plutôt ici l'étude du *terrain*, qui est si capital dans ces questions. Au cours d'une épidémie, il y a des individus épargnés, ou chez lesquels la maladie évolue avec plus de bénignité, alors que d'autres, vivant dans les mêmes conditions, sont fortement atteints. La raison de ces immunités tient à la façon diverse dont ces individus réagissent, en particulier par leur système nerveux, qui modifie alors les humeurs et les propriétés cellulaires. Que le microbe puisse mieux se développer, mieux sécréter, et il sera plus pathogène. Sans doute, il est la cause première ; mais la dépréciation de l'organisme est la cause seconde, sans laquelle il n'agit pas, sans laquelle il est stérile. Un organisme faible succombe, un organisme fort résiste. C'est ce que nous enseigne l'étude étiologique des diverses infections ; mais d'abord, nous voudrions signaler la grande influence de la porte d'entrée.

II

PORTE D'ENTRÉE

C'est Chauveau qui l'a, le premier, signalée pour la vaccine. Elle a été ensuite mise en lumière par Galtier, par MM. Arloing, Cornevin et Thomas.

La pénétration des microbes par le tissu conjonctif, les veines, le sang, le péritoine, les voies digestives, la trachée, les voies biliaires, la plèvre, les méninges, la vessie, les uretères, etc., leur fait rencontrer des conditions chimiques et dynamiques variées, qui ne peuvent que retentir sur leurs fonctions et leur évolution. La bactéridie charbonneuse, introduite dans le tissu cellulaire, détermine la mort. Par la voie vasculaire, elle n'amène qu'une légère affection immunisante.

La voie digestive est, de toutes, la moins favorable à l'infection. L'épithélium offre une barrière naturelle, que les microbes ne franchissent qu'à la faveur d'une lésion. De plus, les sucs digestifs, et particulièrement le suc gastrique, possèdent une action microbicide, ou au moins atténuante. On sait la rareté du bacille de Koch dans l'estomac et du charbon intestinal. M. Charrin, de même, a prouvé que le pyocyanique, sur lequel il a publié de si remarquables travaux, est à peu près inoffensif par la bouche, et n'exerce aucune vaccination.

Pour tuer un lapin, il faut un dixième de centimètre cube de culture du même microbe par la voie intra-veineuse, 1 centimètre cube et plus par la voie sous-cutanée. De faibles quantités, injectées sous la peau, confèrent l'immunité pour des doses plus fortes. Par le péritoine, l'action est moins énergique que par les vaisseaux. Par la veine-porte, elle n'est pas modifiée par le pouvoir anti-toxique du foie. L'injection dans la trachée, au contraire, n'est efficace que si on a fait subir à sa muqueuse un traumatisme préalable, si elle est poussée jusqu'à des doses capables d'entrainer l'asphyxie, ou si on a sectionné un des pneumogastriques (expérience de Charrin et Ruffer).

Le rôle de la porte d'entrée est mis en lumière non seulement par la pathologie expérimentale, mais encore par la pathologie humaine. La variole congénitale, qui se transmet par le placenta dans le sang du fœtus, est plus grave que la variole acquise par l'infection des voies respiratoires. Dans la syphilis héréditaire, où le virus est entré non par les ganglions, mais par le sang, il n'y a pas de chancre, toutes les périodes sont confondues. Chauveau, et plus récemment Straus, ont inoculé le virus-vaccin dans les veines. Il ne se produit pas alors de boutons localisés, mais il survient de la fièvre, et des éruptions cutanées diffuses. Dans une glande de la peau, le staphylocoque fait le furoncle, dans la moelle des os l'ostéomyélite.

Ainsi, l'organisme présente une série de milieux, qui sont, pour les microbes, tout autant de bouillons diversement favorables à leur développement.

Puisqu'il en est ainsi, il n'est pas étonnant que les diverses espèces animales se comportent différemment vis-à-vis d'une même affection. Jugeons par quelques exemples :

Charbon. — A propos du charbon, Chauveau a montré, ainsi que nous l'avons déjà dit, que les moutons algériens sont réfractaires au charbon. Cette immunité est due à la race, puisque les moutons français contractent la maladie en Algérie. Les lapins sont plus résistants que les cobayes et les souris. Il en survit environ 1 sur 40. Il est facile de tuer les jeunes rats blancs par le charbon, tandis qu'il ne détermine souvent chez les vieux qu'une lésion locale. Les bœufs et les veaux, quoique plus souvent atteints que les moutons, sont peu sensibles à l'injection hypodermique. En Algérie, leur résistance est plus grande qu'en Europe. Les chevaux sont beaucoup moins exposés que les moutons, bien qu'en Russie on en ait observé des épizooties. Les porcs sont peu sensibles au charbon.

Qui ne connait l'immunité des carnassiers? La viande charbonneuse est inoffensive pour le chien, le chat, le renard. Pourtant, si on s'adresse à de jeunes animaux, ou qu'on injecte du virus charbonneux dans les veines, on détermine la mort. C'est ainsi que Toussaint a tué 2 jeunes chiens M. Roger, ayant introduit un demi-centimètre cube de culture dans les veines de 4 chiens adultes, les a vu périr au bout de trois à cinq jours. Le chat lui a paru plus résistant. 1 centimètre cube, injecté à 2 animaux, n'en a tué qu'un seul au bout de cinq jours.

Le charbon n'atteint guère les oiseaux, surtout les poules; on peut cependant tuer les moineaux et les pigeons. On sait d'ailleurs que Pasteur privait la poule de son immunité, en plongeant ses pattes dans l'eau.

Les animaux à sang froid possèdent une immunité, qui n'est pas non plus absolue. 22 crapauds, inoculés avec du charbon par Fischel, sont tous morts. Des grenouilles, placées par Gibier dans de l'eau à 35°, devinrent charbonneuses. Sur 27 grenouilles injectées, Œmler en a tué 6. S'appuyant sur le fait de la mort de plusieurs grenouilles portées pendant vingt-quatre heures à 30°, et inoculées après avoir été remises dans l'aquarium, M. Roger pense que « le chauffage ou le refroidissement prédispose au charbon, non pas tant en modifiant la température qu'en troublant l'état général des animaux et diminuant ainsi leur résistance à la bactéridie ».

Morve. — Les bovidés y sont entièrement réfractaires. Le porc n'y est guère sensible, quoique Spinola ait réussi à la lui transmettre. Elle épargne également le chien. Comme l'ont montré Saint-Cyr et Peuch, il se produit chez lui une ulcération qui guérit après cicatrisation. Balinsky a pourtant constaté la virulence des parenchymes dix-huit heures après l'injection hypodermique et la persistance de cette virulence pendant six et huit mois. Mais il y a atténuation du microbe dans l'organisme. Les oiseaux sont peu sensibles à la morve, pour ne pas dire réfractaires. Cependant, l'immunité du pigeon est incomplète.

Tuberculose. — En provoquant la tuberculose expérimentale on peut s'apercevoir qu'une injection avec la même culture de bacilles faite à différents animaux ne cause pas toujours les mêmes accidents. Certains sujets soumis à l'expérience sont atteints immédiatement d'une phtisie aiguë ou galopante, tandis que d'autres restent réfractaires à la première inoculation ou ils sont atteints à un degré chronique d'une moindre intensité. Cependant aucun animal ne résistera à des inoculations répétées et massives, et s'il ne se développe pas chez lui de granulations, il succombera d'intoxication.

On peut observer, de même, en clinique humaine et vétérinaire, certains individus très sensibles à la moindre contagion d'un produit tuberculeux, tandis que d'autres vivent pendant des années au milieu et au contact de phtisiques sans éprouver la moindre atteinte.

La tuberculose est exceptionnelle chez la chèvre, le chien, l'âne, la brebis : elle est cependant inoculable à tous ces animaux. Elle est plus commune chez le cheval. Le singe très sensible à l'inoculation, comme Dieulafoy et Krieshaber l'ont démontré, ne devient pas souvent tuberculeux spontanément dans son pays natal. Il fournit au contraire un contingent énorme à la phtisie, lorsqu'il est exporté.

La plupart des carnassiers, sauf le chien, sont très sensible à la contagion tuberculeuse.

Les animaux à sang froid sont, au contraire, réfractaires à cette maladie, et l'inoculation ne produit chez eux aucun développement granulaire ; les animaux sont tués par intoxication.

Nous n'avons cité avec intention que trois maladies type (charbon, morve et tuberculose) espérant que ces exemples suffisent pour démontrer la relativité de l'immunité. Nous reviendrons sur ce point intéressant dans d'autres chapitres lorsque nous étudierons l'immunisation de chaque maladie infectieuse bien connue (choléra, tétanos, érysipèle, fièvre typhoïde, etc.). Disons, en attendant, que cette relativité de l'état réfractaire devient encore bien plus apparente lorsqu'on étudie, pour un même organisme, les différentes conditions physiologiques et pathologiques, dans lesquelles l'individu peut se trouver. Ces conditions sont d'ordre externe ou interne; examinons d'abord les premières.

III

CONDITIONS EXTÉRIEURES

1° **Climat.** — La fièvre jaune, par exemple, n'est que passagère en Europe. Les pays chauds sont le lieu de prédilection des troubles intestinaux, des maladies du foie, des fièvres intermittentes. La peste ne prospère que rarement dans notre continent. Le choléra nous est importé d'Asie. Le climat influe sur l'érysipèle, qui n'apparaît pas à toutes les latitudes. En un mot, l'influence du climat sur les maladies infectieuses ne fait plus de doute pour personne.

2° **Altitude.** — La malaria sévit principalement dans la plaine. Au-dessus de 300 mètres, elle est plus rare. Aussi, l'arabe d'Algérie passe-t-il la saison des fièvres sur les hauts plateaux, et l'Anglais, aux Indes, dans les *sanatoria* établis sur des hauteurs.

M. Laveran a constaté la rareté du paludisme à Constantine et sa fréquence dans la vallée de Rummel, située à 130 mètres au-dessous de cette ville.

On a remarqué aussi l'influence de l'altitude sur l'érysipèle.

La tuberculose de même ne sévirait pas, ou presque pas, sur les lieux élevés, ainsi que l'a vulgarisé surtout M. le professeur Jaccoud. A partir de 1,300 mètres, on ne la rencontrerait presque plus. Cela tiendrait à la pureté et à la sécheresse de l'air, à l'égalité de la température et à la diminution de la pression.

Cependant Jacoby a pu conclure d'une étude sur cette question que les hautes régions ne sont pas indemnes de la tuberculose.

C'est ainsi qu'à Mexico et à Madrid, elle n'est pas rare. On la rencontre parmi des ouvriers travaillant dans des ateliers sur des contrées très hautes, comme à Joux et à la Chaux-de-Fonds. D'après Spillmann, elle est fréquente dans les hautes Vosges et le Tyrol.

3° **Saisons.** — Dans les climats chauds, l'heure de la journée a même son importance. C'est au coucher du soleil, qu'on court surtout le risque de l'impaludisme.

Sur notre continent, on sait que les trimestres d'hiver et du printemps fournissent deux fois plus.

de pneumonies que ceux de l'été et de l'automne Wilhem Ziemssen avait constaté, dès 1858, que le maximum de fréquence correspond à mars, avril et mai, le minimum à juin, juillet et août.

On sait également, depuis Hippocrate, que les phtisiques meurent surtout à l'automne.

4° **Froid.** — L'influence pathogénique du froid était, dans l'ancienne médecine, une notion prédominante. En resserrant les vaisseaux périphériques, il refoule le sang dans les viscères et y occasionne des congestions. Localement, il occasionne des érythèmes, de la vésication, de la gangrène. L'humidité le rend encore plus nuisible.

Nous avons déjà dit que Pasteur a conféré le charbon à une poule refroidie. Donc, l'hypothermie, produite par le froid, est une des causes de son action ; mais ce n'est pas la seule. Holm a prouvé qu'il trouble le pouvoir phagocytaire, et la vie cellulaire. C'est ce qu'avait vu également Bouchard (Congrès de Berlin, 1890). Il introduit sous la peau de lapins vaccinés contre le pyocyanique des cellules de Ziegler, puis injecte une culture dans et autour de ces cellules. Un premier lot de lapins est laissé libre. Le second est soumis à l'immobilisation. Deux à quatre heures après, la température de ces derniers est tombée de 39 à 34°,32. Retirant alors leurs cellules, on constate que la diapédèse y est médiocre ou nulle. Chez les premiers, au contraire, elle est considérable. Donc, la diminution de résistance du terrain nuit à la diapédèse.

Pasteur a, le premier, affirmé que le sang normal ne contient pas de microbes. Bouchard l'a trouvé stérile, même après avoir plongé vivement des cobayes dans l'eau, de façon à abaisser leur température rectale jusqu'à 31°, en moins de trente minutes. Mais en les refroidissant par l'immobilisation, le séjour dans la glacière, la faradisation cutanée, le vernissage, il vit au bout de deux heures, chez 1 sur 4 au moins, une goutte de sang donner des colonies.

L'expérience de Pasteur, rappelée plus haut, a été reprise par M. Trabeznikoff à l'institut Pasteur. On injecte dans le sang d'une poule des spores charbonneuses. Elle ne meurt pas, et après 180 jours l'examen microscopique laisse encore voir les spores dans les phagocytes. On réalise ainsi le microbisme latent de M. Verneuil. Si alors on refroidit la poule, on lui donne le charbon. Les spores ont germé, et les bactéries se sont répandues des leucocytes dans le sang.

Le froid agit non seulement sur le charbon, mais sur l'érysipèle. Il favorise les pleurésies et surtout les bronchites. On connaît aussi l'action funeste du froid humide sur l'évolution de la tuberculose. De même, la diphtérie est plus fréquente et plus grave en automne, en hiver, au début du printemps, et par les temps froids et humides.

5° **Chaleur**. — La chaleur excessive, c'est-à-dire dépassant 40°, est aussi défavorable que le froid. Maurel a reconnu qu'une température, dépassant positivement la normale, altère les leucocytes. Les transitions brusques entraînent des phénomènes vaso-moteurs, qui modifient les humeurs, font transsuder les plasmas, et sortir les globules. Nous avons déjà dit que Gibier a donné le charbon aux grenouilles en les chauffant.

A propos du paludisme, Laveran fait observer qu'il augmente de fréquence et de gravité à mesure qu'on descend des pôles vers l'équateur.

On sait aussi que l'exposition au soleil, l'exposition au feu (forgerons, cuisiniers, chauffeurs) favorise l'explosion de la fièvre jaune.

La tuberculose est plus commune dans les pays tempérés que dans les pays froids.

6° **Jeûne**. — Zasiadko a étudié (*Vratch*, sept. 1890) les variations de *régime*.

Canalis et Morpurgo (*Fortschr. der Med.*, 15 sept., 1er oct. 1890) ont bien observé l'influence de l'inanition sur la réceptivité pour les infections. Expérimentalement, sur le pigeon, ils ont vu que son immunité naturelle pour la pustule maligne fléchit lorsqu'on le soumet au jeûne. Bouchard a vu qu'il en était de même pour l'immunité artificielle des lapins. Ces expériences démontrent donc le rôle que joue la misère physiologique dans l'éclosion des maladies infectieuses.

L'inanition agit en abaissant la température, diminuant le glycogène du foie, ralentissant le mouvement et le pouvoir digestif des viscères, épuisant l'organisme, etc. La surabondance d'alimentation est, d'ailleurs, nuisible par l'excès opposé.

7° **Traumatisme.** — Ainsi que l'a prouvé Gamaléia (*Ann. Inst. Pasteur*, 1887), le pneumocoque est inoffensif par la trachée. Il le devient lorsqu'on lèse la muqueuse. On a d'ailleurs souvent cité une contusion du thorax au début de la pneumonie. Chauveau a montré l'influence du bistournage. Max Schuller a provoqué par le traumatisme des tumeurs blanches chez les tuberculeux, et on sait que le streptocoque et le staphylocoque font des endocardites, des péricardites, des péritonites, des ostéo-myélites, des arthrites, lorsqu'on cautérise les valvules endocardiques, le péricarde, lorsqu'on irrite le péritoine ou qu'on provoque des fractures et des entorses.

D'après Herman (*Ann. Inst. Pasteur*, 1891), le bacille pyocyanique ne fait souvent rien sous la peau du lapin. Il en est tout autrement, après distension ou irritation chimique du tissu conjonctif.

Perroud attribue la fréquence et la localisation sous-claviculaire de la tuberculose chez les marins du Rhône à l'usage qu'ils font d'un instrument, gaffe ou harpie, pour prendre point d'appui sur le bord du fleuve en le plaçant sur leur poitrine. Un traumatisme, portant surtout sur la rate (de Brun), ramène souvent l'accès de fièvre.

8°. **Encombrement.** — Murchison le signale, avec le défaut de ventilation, comme une des causes prédisposantes du typhus. Il en est de même de la fièvre typhoïde. On sait aussi l'influence de l'agglomération des villes sur la mortalité des phtisiques, qu'a bien mise en lumière Peter. La respiration de l'air ruminé, que Mac Cornac (de Belfast) appelle *air prérespiré*, débilite l'organisme, en produisant, suivant le mot de Peter, l'inanitiation des voies respiratoires. L'air confiné a une teneur plus grande en CO^2, et moindre en oxygène et ozone ; il contient de l'oxyde de carbone, des vapeurs ammoniacales et le poison organique de l'haleine étudié par Brown-Séquard et d'Arsonval. Il a perdu alors les propriétés d'aliment gazeux, il est impropre à l'hématose.

En revanche, l'influence salutaire du grand air est connue, particulièrement pour la tuberculose. La création récente des sanatoria maritimes a montré les bons effets de l'atmosphère marine, à laquelle croyait déjà Lasègue, qui est mort phtisique sur une plage de la Normandie.

L'encombrement est, avec le défaut d'insolation et d'alimentation, le fléau des casernes, prisons, asiles d'aliénés, bureaux, ateliers, couvents, orphelinats, etc.

IV

CONDITIONS D'ORDRE INTERNE

Nous venons de passer en revue les conditions d'origine externe qui affaiblissent la résistance de l'individu. Nous allons succinctement étudier maintenant celles qui dépendent de lui.

1° **Age.** — Une même infection prend des aspects divers chez l'enfant, l'adulte ou le vieillard. Audessous d'un an, les entérites prédominent. Au moment de l'adolescence, ce sont surtout les ostéomyélites, les fièvres éruptives, etc. La fièvre typhoïde est une maladie de la jeunesse et de l'âge adulte, le cancer survient plutôt entre cinquante et soixante ans.

L'érysipèle est rare avant la puberté et est bien moins fréquent dans la vieillesse.

La diphtérie atteint la première enfance. C'est surtout entre trois et six ans qu'elle a son maximum de fréquence.

Chez l'enfant, selon Hockringer, il est rare que la malaria se manifeste avec de l'apyrexie vraie.

L'inoculation du virus péripneumonique à deux veaux, l'un à la mamelle, l'autre plus âgé, détermine, chez le premier, une maladie générale, chez le second, une lésion locale œdémateuse au niveau du médiastin.

2° **Sexe.** — La fièvre typhoïde est plus fréquente chez l'homme (Besnier), plus meurtrière chez la femme (Hayem, Cadet de Gassicourt). La péritonite tuberculeuse est plus grave pour cette dernière.

De même, la coqueluche atteint plus souvent les filles que les garçons. La femme, aussi, est plus souvent phtisique que l'homme.

Cette influence du sexe tient au défaut de résistance, qu'entraine tout ce qui complique la vie génitale de la femme.

La menstruation et la puerpéralité provoquent des récidives d'érysipèle. La grossesse et la lactation mettent la femme en danger de tuberculose, ou en accélèrent la marche lorsqu'elle existe. M. Galliard a montré l'influence de la grossesse sur le choléra. On connait aussi celle qu'il exerce sur la fièvre typhoïde.

3° **Races.** — Les fièvres palustres n'atteignent presque jamais les nègres. Ceux qui sont acclimatés en Amérique ou en Europe y sont plus sensibles. D'après Laveran, elle est moins grave, en Algérie, chez les Arabes que chez les Européens.

La race jaune et les métis jouissent d'une immunité à peu près complète à l'égard de la fièvre jaune. Les Européens émigrés lui payent au contraire un large tribut. Les créoles, vivant dans les colonies, où règne la fièvre jaune, en sont assez indemnes.

De même, les nègres, comme les singes, sont prédisposés à la tuberculose lorsqu'ils sont expatriés.

4° **Fatigue.** — On a décrit avec soin les altérations anatomiques qu'elle détermine chez le gibier couru. Chez l'homme, on a attribué au surmenage le purpura, le pseudo-rhumatisme, une fièvre spéciale, mais sans savoir s'il s'agissait d'une auto-intoxication pure ou d'une infection favorisée par elle. Solonieff a montré que la fatigue de l'homme et du cheval diminuent leur résistance à la morve ou au charbon. Kelsch, dans ses leçons, a mis en relief l'excès de travail imposé aux soldats dans l'étiologie des infections.

Mais ce sont surtout les expériences de Charrin et Roger (*Société de Biologie*, janvier 1890) qui ont démontré, pour le charbon symptomatique et bactérien, l'influence favorisante de la fatigue générale et du surmenage. On connaît quel rôle joue ce surmenage physique ou moral dans l'étiologie de la tuberculose.

5° **Splénectomie.** — Burdach, extirpant la rate à des animaux (*Ann. Inst. Pasteur*, 1889), a vu diminuer leur résistance contre les infections. On l'a prouvé également pour le pyocyanique.

6° **Lésions nerveuses.** — Le système nerveux est le régulateur des phénomènes vitaux, ainsi que l'a bien montré Ch. Richet. C'est le système nerveux qui, par ses vaso-moteurs, commande à la nutrition des tissus. Il n'est donc pas étonnant que ses lésions favorisent l'infection. C'est ce qu'ont montré les recherches de Charrin et Ruffer, de Roger, de Féré, de Herman. Charrin et Ruffer ont vu le pyocyanique prospérer mieux après la section du sciatique. Herman a confirmé (*Ann. Inst. Pasteur*, 1891) ces expériences. Roger a montré (*Soc. de Biologie*, 1890) que la paralysie vaso-motrice, consécutive à l'arrachement du ganglion cervical supérieur, favorise le développement du streptocoque. Il en est de même de la section des nerfs sensitifs.

7° **Intoxications.** — On a prétendu que le plomb, l'alcool nuisaient au bacille de Koch, et Burcq que le cuivre s'opposait à l'éclosion du choléra. Mais ces doctrines ont été bien souvent mises en défaut, et c'est plutôt le contraire qu'il faut aujourd'hui admettre.

Lancereaux a insisté dans ces derniers temps

sur la prédisposition des alcooliques à la tuberculose. On sait également combien ils résistent peu aux autres infections pulmonaires, au choléra et à la fièvre typhoïde.

L'influence néfaste de certaines professions rentre dans cette catégorie des intoxications.

8° **Auto-intoxications.**— Bouchard a montré que les infections stomacales et intestinales favorisent le développement du staphylocoque. D'après Charrin, le sublimé à des doses très petites rend le cobaye plus susceptible au pyocyanique. Les érythèmes iodiques, ou bromiques peuvent aussi amener la formation de vésicules, et de bulles, aboutissant à la suppuration.

9° **Diathèses et affections diverses.** — Dijnid, Ferraro ont montré la part du sucre dans la genèse des suppurations, de la gangrène, et de la tuberculose au cours du diabète. Chez le goutteux, la phtisie est plutôt fibreuse. On a cru longtemps que la scrofule était une cause prédisposante à la tuberculose. D'après Marfan (*Traité de Médecine*, t. I), une écrouelle bien guérie conférerait même l'immunité.

Nous n'insisterons pas davantage sur ces influences, dont l'étude relève plutôt de la pathologie. D'ailleurs, nous reviendrons sur l'immunisation conférée par les maladies antérieures.

Il nous suffit maintenant d'avoir montré que la malignité des infections n'est plus inexplicable et mystérieuse, comme elle l'était pour les anciens.

Sydenham en niait l'existence. Plus tard, on voulut l'expliquer par la gravité des désordres anatomiques. Mais aujourd'hui, on sait que sa véritable raison est dans les propriétés du terrain, que rencontre le microbe. Suivant que ce terrain sera doué d'une immunité plus ou moins grande, ou qu'il aura subi une dépréciation plus ou moins profonde, il réagira différemment contre les germes infectieux, il sera vainqueur ou vaincu.

V

CAUSES DE L'IMMUNITÉ

Il était indispensable de passer en revue les différentes conditions qui mettent l'individu dans un état de résistance moindre, qui, en un mot, diminuent son immunité naturelle. Cette étude des causes susceptibles de déprécier l'organisme était utile pour démontrer la relativité de cet état réfractaire. L'immunité existe néanmoins et nous devons maintenant examiner les théories qui ont été émises pour l'expliquer.

Ces théories sont aussi bizarres que multiples. Nous ne citerons d'elles que celles qui sont dignes d'être connues ou qui ont participé à élucider ce chapitre si difficile. Les unes sont purement cellulaires, les autres purement humorales, les autres cellulo-humorales, si on peut s'exprimer ainsi, les autres enfin invoquent les réactions vasomotrices.

1° Théorie cellulaire. Phagocytose. — C'est Metchnikoff, qui en a été le promoteur. En 1883, il a mis hors de doute l'existence d'une digestion intra-cellulaire, en montrant que les nomades peuvent digérer des filaments végétaux, que les cellules du mésoderme faisaient de même pour les bactéries, et que cette fonction phagocytaire était dévolue chez les êtres supérieurs aux leucocytes.

Glüge a vu, autour des foyers de ramollissement ou d'hémorragie des centres nerveux, des globules blancs digérer la myéline désintégrée. Ce sont ces mêmes globules qui, en digérant la fibre musculaire, digèrent la queue du têtard.

Chez un crustacé d'eau douce, la daphnie, on voit les leucocytes affluer autour des spores d'algues, pénétrer dans le mésoderme.

Metchnikoff a multiplié ces exemples de défense cellulaire chez les invertébrés. Mais nous ne nous occuperons que de leur existence chez les animaux supérieurs.

Il a distingué deux sortes de phagocytes : les

mobiles ou microphages, et les immobiles ou macrophages. Les premiers comprennent les globules blancs de la lymphe et du sang. Les plus petits de ces globules, nommés lymphocytes, sont gros à peu près comme un globule rouge, et ont le noyau très colorable par les couleurs d'aniline. Ils abondent dans les ganglions lymphatiques, la rate, la moelle des os. Ce sont les jeunes leucocytes.

Les leucocytes mononucléaires diffèrent des précédents par un protoplasma plus colorable par les couleurs d'aniline et par un noyau moindre, mais contenant beaucoup de suc nucléaire, et ayant une forme ovale ou lobée et réniforme.

Cependant, le sang humain ne contient guère que 20 p. 100 de ces deux sortes de leucocytes. Le reste est constitué par les *leucocytes polynucléaires* d'Ehrlich, ronds ou amiboïdes, à noyau lobé et très colorable, à protoplasma peu ou pas colorable. Il y en a environ 70 à 75 p. 100.

Les 5 p. 100 qui restent sont constitués par des formes de passage entre les mono et les polynucléaires. Ils présentent le fait particulier de la présence dans leur protoplasma de granulations diversement colorables. On les distingue en *leucocytes éosinophiles* et en *cellules d'Ehrlich*. Le protoplasma de ces dernières est rempli de granulations rondes non colorables par les couleurs basiques, qui se distinguent des cocci, avec lesquels on les a souvent confondus, par un espace non colorable, correspondant au noyau.

Le noyau ovale ou lobé des éosinophiles se colore par les couleurs d'aniline, leurs granulations par les couleurs acides seulement (éosine, etc.). On trouve 4 à 5 p. 100 de ces éosinophiles parmi les globules du sang; mais ils abondent surtout dans la moelle osseuse.

Le cobaye et le lapin présentent des cellules à granulations fixant l'éosine, mais plus petites et plus nombreuses. On les a nommées cellules pseudo-éosinophiles ou amphophiles. Chez l'homme, les cellules sont neutrophiles avec granulations ne se colorant que par un mélange d'acide et de base.

Parmi toutes ces cellules, ne sont phagocytaires que les mononucléaires, les polynucléaires, les amphophiles et les neutrophiles.

Elles ne sont pas seules de l'économie à jouer ce rôle. On peut dire que tous les organes contiennent leurs éléments défenseurs, et c'est ce qu'on a nommé les *macrophages*. On range dans cette catégorie les cellules endothéliales des vaisseaux et des séreuses, les éléments fixes du tissu conjonctif, les cellules de la moelle osseuse, certaines cellules du foie (cellules étoilées de Kupfer), une partie de celles des amygdales, follicules clos, ganglions, alvéoles pulmonaires, etc., le sarcoplasme musculaire, les cellules des ganglions nerveux et de la névroglie.

Il est à remarquer qu'à part ces dernières, tous les microphages sont d'origine mésodermique.

Voyons maintenant comment les phagocytes luttent contre les microbes. On leur a pour cela supposé une propriété spéciale, qu'on a nommé chimiotaxie (Pfeiffer), et grâce à laquelle ils sont attirés ou repoussés par les corps étrangers introduits.

Quand il y a attraction, ce corps est nommé *positif*, quand il y a répulsion, *négatif*. Par exemple, la tyrosine, l'ammoniaque, la triméthylamine, la peptone, les cultures jeunes, etc., sont réputés négatifs ou indifférents; le glycocolle, la leucine, les caséines, les vieilles cultures, etc., sont positifs. De même, les produits microbiens sont positifs pour les cellules des réfractaires, négatifs pour celles des animaux neufs. Dans le premier cas, il y a attraction des leucocytes au point d'inoculation; dans le second, formation d'un exsudat séreux. Le vibrion cholérique, par exemple, détermine dans le péritoine du cobaye un exsudat séreux sans leucocytes, dans celui du cobaye vacciné de la leucocytose.

La chimiotaxie est d'autant plus positive que l'animal est plus réfractaire, et, par suite d'accoutumance, la vaccination la transformerait de négative qu'elle était chez le réceptif, en positive.

La phagocytose est un acte protoplasmique, un phénomène de digestion intra-cellulaire. En effet, l'irrégularité de la coloration, et sa diminution en rapport avec l'intensité de l'altération prouvent que le microbe englobé a subi une dégénérescence et enfin la mort. Plus tard, même, les leucocytes deviennent la proie des microphages.

Metchnikoff a pu réussir, par le froid, à arrêter la destruction de la bactéridie par la cellule, et par les aliments, à l'activer. Ce résultat répond victorieusement à l'objection d'après laquelle les phagocytes n'engloberaient que les cadavres. Il a d'ailleurs donné d'autres preuves. Par un colorant spécial (vésuvine), il a déterminé l'état de vie ou de mort des bactéries. Il a pu assister à leur englobement dans une goutte suspendue, et a même vu par la réinoculation que les microbes non absorbés étaient mortels pour d'autres animaux, et les microbes absorbés inoffensifs.

La bactéridie charbonneuse pullule rapidement lorsqu'on la dépose dans la chambre antérieure de l'œil du lapin. Or, ce milieu est privé de globules blancs.

Pour qu'un animal soit doué d'une immunité plus ou moins grande, il ne suffit pas qu'il soit englobé ; il est nécessaire qu'il soit digéré. Certains microbes, protégés par une membrane, tuent le phagocyte et infectent l'organisme. Tel est le bacille de la tuberculose. La bactéridie charbonneuse résiste au moyen de ses spores. On les voit germer en transportant, deux ou trois mois après son inoculation, les phagocytes dans un bouillon nutritif. Metchnikoff explique ainsi également l'infection de la grenouille réchauffée et de la poule refroidie.

Cet englobement, sans digestion, donne encore la raison de la mort par maladies chroniques (tuberculose, lèpre, actinomycose) ou aiguës (septicémie des souris, rouget des porcs).

Quelles sont les substances qui, dans les phagocytes, entraînent la destruction des microbes? On l'ignore; en tout cas, le fait de la phagocytose ne peut être nié.

Mais est-il le seul moyen de défense de l'organisme? Comme le dit Charrin (*Traité de médecine*, t. I, p. 217), il faudrait, pour le prouver, « établir que les agents pathogènes sont englobés, alors qu'ils sont en parfait état de santé, au moment où aucun facteur n'est intervenu pour les détériorer. Voilà ce qui n'a pas été réalisé. » Au contraire, les recherches les plus récentes prouvent que les humeurs sont douées du pouvoir microbicide.

2° Théorie humorale. Pouvoir bactéricide. — Dans une thèse, inspirée par Schmidt, et soutenue à Dorpat en 1884, Grohmann a prouvé que la bactéridie s'atténue dans le sang. Fodor a repris cette étude en 1887 (*Deut. med. Woch.*). Puis, la question a été surtout éclairée par les recherches de Flügge, celles de ses élèves, celles de Nutal (*Zeitschr. f. Hyg.*, 1884), de Nissen (*Ibidem*, 1889), etc. Mais c'est surtout Buchner qui a contribué à l'établissement de la théorie humorale. On n'avait, en effet, jusqu'à lui, employé que le sang. Or, la destruction des microbes pouvait tenir à la présence des éléments figurés, à leur sécrétion possible de matières solubles toxiques, ou encore comme le faisait remarquer Duclaux (*Ann. Inst. Pasteur*, 1888), à la privation d'oxygène que subissaient les microbes.

C'est alors que Buchner, ayant recours au sérum, lui a reconnu des propriétés bactéricides, disparaissant si l'on chauffe à 55° pendant une heure, ou que l'on augmente le pouvoir nutritif soit par l'addition de peptones, soit par une succession de congélations et de dégels.

Behring a reconnu également le pouvoir bactéricide des humeurs du rat blanc à l'égard du charbon, et il l'explique par leur alcalinité. Pane (5e *Congrès italien de médecine interne*, 1892), Zagari et Innocente (*Arch. ital. de biologie*, 1893) acceptent aussi ce rapport entre l'alcalescence du sang et l'immunité.

Metchnikoff est le plus autorisé des adversaires de la doctrine du pouvoir bactéricide des humeurs. Dans un récent rapport au Congrès international de Budapest (*Ann. inst. Pasteur*, 25 oct. 1894), il l'a vivement combattue et montré comment elle peut être supplantée par la théorie phagocytaire. L'effet microbicide étant temporaire, il croit qu'il s'agit d'une simple adaptation à un milieu nouveau. C'est le changement brusque de milieu qu'il faut incriminer, parce qu'il nuit à la vitalité du microbe. Il est intéressant, au surplus, de rapporter les thèses soutenues par Metchnikoff et Buchner.

« Ni avant le Congrès de Londres, ni dans ces trois dernières années, on n'a jamais pu fournir un seul exemple concret de cette action humorale dans l'organisme animal ; mais un grand nombre des faits recueillis s'opposent à l'admission de la théorie bactéricide. Aussi, M. Buchner admet aujourd'hui que la propriété bactéricide du sang est surtout due aux leucocytes qui dégagent les alexines capables de détruire les microbes ; lorsque, dans un processus infectieux, il s'établit une inflammation avec une accumulation considérable de leucocytes, ces cellules interviennent non plus seulement pour englober les microbes morts, mais bien pour dégager d'abord le fluide microbicide. La nouvelle conception de M. Buchner n'est donc plus une théorie purement humorale, mais une théorie cellulaire, créée dans le but de concilier les anciennes théories de l'immunité.

« MM. Hankin, Kanthack et Hardy avaient déjà

formulé une opinion qui devait concilier les théories opposées de l'immunité. Ces auteurs ont admis que les alexines bactéricides étaient un produit de sécrétion de leucocytes éosinophiles. D'après leur conception, les granulations éosinophiles dégagées par les cellules tueraient les microbes qui sont ensuite englobés et dissous par les leucocytes non éosinophiles. Cette théorie est définitivement réfutée par M. Mesnil qui, dans un travail inédit exécuté dans mon laboratoire, a prouvé que, chez certains poissons osseux, et notamment chez la perche, il n'existe pas du tout de granulations éosinophiles ou pseudo-éosinophiles et que, malgré cela, la destruction des microbes s'opère tout aussi bien par les phagocytes que chez les animaux doués de la plus grande quantité d'éléments éosinophiles.

« Parmi les savants qui ont devancé M. Buchner dans la voie de conciliation, je dois encore citer M. Denys et ses collaborateurs, qui ont tâché de démontrer le rôle des leucocytes dans la manifestation bactéricide du sang.

« Voilà donc une série de tentatives qui prouvent l'impossibilité de persister dans la voie de la conception purement humorale de l'immunité.

« Le coccobacille de la peste orientale se trouve, dans les cas les moins graves, en grande quantité à l'intérieur des phagocytes, comme l'a constaté M. E. Roux. Le petit bacille de l'influenza, découvert par M. R. Pfeiffer, présente des rapports constants et très intéressants avec les leucocytes; au début de la maladie, la plupart de ces microbes sont libres, tandis que pendant la convalescence leur englobement par les leucocytes devient de plus en plus considérable. M. Issaeff a pu se convaincre de la grande extension et de l'importance des phénomènes phagocytaires dans la péritonite cholérique des cobayes; la résistance remarquable des animaux, qui est provoquée par une simple injection du bouillon, de la tuberculine, ou de toute une série d'autres substances, s'explique d'après M. Issaeff par la stimulation des phagocytes qui s'incorporent les vibrions et débarrassent ainsi l'organisme de ces producteurs de poisons. M. R. Pfeiffer a accepté cette interprétation, qui attribue un rôle considérable aux phagocytes, mais il fait une distinction entre la résistance passagère due à l'injection du bouillon et d'autres substances, et la vraie immunité provoquée par la vaccination avec le vibrion ou ses produits toxiques. Dans la première, ce sont les leucocytes qui préservent l'organisme, tandis que de la vraie immunité, la destruction des vibrions est due à d'autres facteurs.

« Dans un tout récent travail, M. Pfeiffer insiste sur l'action bactéricide du liquide de l'exsudat péritonéal des cobayes *hypervaccinés* contre le vibrion cholérique, et il se fait de l'immunité la conception suivante : à la suite de l'injection des vibrions cholériques dans le péritoine des cobayes hypervaccinés, les cellules vivantes, c'est-à-dire probablement les cellules endothéliales, sécrètent un liquide qui tue les vibrions et les dissout au bout de peu de temps. Les leucocytes n'interviennent que tardivement et ne jouent qu'un rôle secondaire. M. Pfeiffer en conclut que, pour la péritonite cholérique des cobayes, la théorie des phagocytes doit être considérée comme définitivement erronée.

« M. le Dr Metchnikoff a vérifié lui-même l'exactitude des faits constatés par M. Pfeiffer.

« En suivant rigoureusement les règles prescrites par celui-ci, il a pu s'assurer que les vibrions cholériques dans le péritoine des cobayes hypervaccinés ou dans celui des cobayes neufs qui ont reçu le sérum hypervacciné restent vivants pendant plusieurs heures. Le liquide péritonéal, dans lequel on ne trouve que de rares vibrions englobés par les leucocytes, donne encore des cultures abondantes. Le plasma de l'exsudat était donc incapable de tuer les microbes. D'autre part, l'observation directe prouve que, contrairement à l'opinion de M. Pfeiffer, le rôle des leucocytes de la lymphe péritonéale ne doit nullement être exclu dans la transformation des vibrions en globules immobiles. Lorsqu'on retire le liquide péritonéal, cinq minutes seulement après l'injection des vibrions mélangés avec le sérum préparé par M. Pfeiffer, on est frappé par le phénomène suivant : les leucocytes se montrent entourés d'une couche de vibrions, en grande partie déjà transformés en globules. Tandis que les leucocytes polynucléaires, les grands monucléaires et même les éosinophiles sont enveloppés d'une masse épaisse de ces microbes, les lymphocytes et les globules rouges restent complètement nus et ne sont entourés d'aucun microbe. Ce fait démontre l'existence d'une action chimiotoxique des leucocytes dénommés vis-à-vis des vibrions cholériques. L'action de ces cellules sur les vibrions est donc incontestable.

« De plus, il a constaté un grand nombre de fois et aussi chez des cobayes hypervaccinés contre le vibrion cholérique, que le liquide ne renfermant que des microbes englobés dans des phagocytes donne des cultures pures. Introduits à l'étuve sous forme de goutte suspendue, les leucocytes, morts dans ces conditions, se gonflent et se transforment en des sacs remplis de vibrions qui finissent par envahir toute la goutte. Cette expérience montre que les microbes ont été englobés à l'état vivant et que les forces bactéricides extracellulaires étaient impuissantes à tuer toutes les bactéries. Ce fait constitue une objection capitale à la nouvelle interprétation de M. R. Pfeiffer ainsi qu'à toutes les autres théories humorales.

La théorie des phagocytes, malgré l'affirmation de M. Pfeiffer, s'applique très bien à la péritonite cholérique des cobayes, comme elle s'applique à un très grand nombre de phénomènes de résistance de l'organisme contre l'invasion du microbe en général.

« Des recherches nombreuses faites dans ces dernières années résulte l'extension du rôle des phagocytes en dehors de l'englobement des corps solides. La grande sensibilité de ces cellules vis-à-vis des produits solubles des microbes faisait supposer une action des phagocytes sur les toxines. M. Chatenay a fait une étude sur la réaction phagocytaire des animaux empoisonnés par les toxines bactériennes (diphtérine et tétanine), phanérogamiques (ricine et abrine) et animales (venin des serpents). Il a pu constater une grande analogie avec les phénomènes connus dans les infections bactériennes. Lorsque la mort survient au bout de très peu de temps, le nombre des leucocytes diminue; s'il y a une survie au delà de vingt-quatre heures ou une résistance définitive, il se produit une hyperleucocytose plus ou moins prononcée.

« Dans la leucocytose des lapins empoisonnés par l'acide arsénieux, on peut également constater une hyperleucocytose prononcée dans les cas mortels. Mais chez les animaux accoutumés à l'arsenic, les mêmes doses qui amenaient l'hyperleucocytose et la mort des lapins témoins produisaient une augmentation considérable du nombre des leucocytes. Ces expériences prouvent, d'un côté, la réaction leucocytaire contre les poisons, et démontrent, d'un autre côté, que l'hyperleucocytose peut être produite non seulement par les protéines, mais aussi par des substances sûrement toxiques.

« Les phénomènes leucocytaires dans les empoisonnements par les toxines organiques, dans l'accoutumance de l'organisme vis-à-vis de l'arsenic montrent l'importance des éléments phagocytaires. D'autre part, la façon dont agissent les sérums dans la thérapeutique et le traitement préventif des infections, en stimulant la résistance cellulaire, montre une fois de plus la vaste part qu'occupent dans les phénomènes de guérison et d'immunité les fonctions réactionnelles des cellules en général et des phagocytes en particulier.

« En résumé, dit Metchnikoff, on peut constater le triomphe de la théorie cellulaire de l'immunité et l'échec des théories purement humorales, et nous devons insister sur ce résultat général que l'immunité dans les maladies infectieuses est due à l'activité des cellules vivantes de l'organisme; or, parmi ces éléments, le premier rôle doit être certainement attribué aux phagocytes. »

M. le Dr Buchner (de Munich) croit qu'il faut établir une distinction complète entre l'immunité naturelle et l'immunité artificielle, ces deux états étant caractérisés chacun par une espèce particulière de matières : le premier par la présence des *alexines*, le dernier par celle des *antitoxines*. Ces deux catégories de substances ont des propriétés bien différentes : tandis que les alexines exercent une action nettement bactéricide et globulicide, et sont très instables, les antitoxines n'ont pas de pouvoir bactéricide ni globulicide et sont très stables; en outre, elles possèdent une action tout à fait spécifique, qu'on ne trouve pas au même degré dans les alexines. Enfin, les alexines sont des produits de l'organisme animal, tandis que les antitoxines sont des produits bactériens spécifiques. Pour mieux distinguer l'immunité naturelle d'avec l'immunité artificielle, il propose de réserver exclusivement le mot *immunité* à l'immunité artificielle et de désigner la première par le terme de *résistance naturelle*.

La résistance naturelle repose sur la propriété bactéricide de certaines substances solubles (alexines); elle ne peut généralement pas être transmise par le sang à d'autres organismes. Les leucocytes y jouent un rôle important, non point comme des phagocytes, mais par les matières solubles qu'ils sécrètent; la phagocytose n'est qu'un phénomène secondaire.

L'immunité artificielle est due à la présence, dans le sang et dans les tissus, de produits bactériens spécifiques, modifiés, non toxiques. Les antitoxines et, avec elles, l'immunité artificielle peuvent être transmises par le sang et le lait d'un animal à un autre animal. Dans cet état, il ne s'agit pas d'une destruction directe des toxines, mais d'une diminution de la réceptivité des tissus animaux.

M. le Dr Udranszky (de Koloszvar) fait observer qu'outre les poisons de nature alcaloïdique qui ont été désignés sous le nom de toxines et les poisons albumineux, on a décrit des toxines bactériennes, qu'on ne peut ranger dans aucun de ces groupes et dont la nature est encore totalement inconnue. M. Duclaux croit que les toxalbumines ne sont que des substances albumineuses mélangées à d'autres poisons inconnus; mais les expériences faites par M. Udranszky sur la nature chimique des poisons bactériens ne permettent pas de dire que cette opinion doive être admise dans tous les cas. Le mécanisme de la production de ces poisons ne peut encore être déterminé, parce qu'on ne connaît pas actuellement les rapports qui existent entre les propriétés chimiques des poisons bactériens et la composition chimique du milieu nutritif, ainsi que la structure chimique de la cellule bactérienne. Aussi pour résoudre cette question, les études doivent-elles porter à l'avenir sur les rapports qui peuvent exister entre le plasma bactérien et la production du poison.

M. le Dr Fodor (de Budapest), ayant observé que

l'injection d'un alcali dans l'organisme du lapin rend le sang de cet animal plus microbicide qu'il ne l'était auparavant et procure à l'animal une résistance plus grande contre la maladie charbonneuse, s'est attaché à étudier l'alcalinité du sang avant et après l'infection. Il a trouvé que, après une infection charbonneuse, l'alcalinité du sang s'élève, en 5 heures, de 11,3 p. 100 ; en dix heures, de 21,5 p. 100; mais, au bout de vingt-quatre heures, il survient une forte et rapide diminution. Chez un lapin dont l'alcalinité du sang était moindre que celle d'un autre animal de la même espèce et qui périt exceptionnellement plus tard que ce dernier, il a pu observer que l'alcalinité augmentait dans de grandes proportions après l'inoculation, tandis que, chez le second, l'augmentation était faible. Les lapins immunisés partiellement contre le charbon ont montré une diminution peu sensible de l'alcalinité, tandis que, chez les lapins non immunisés, le moment de l'inoculation étant le même pour tous, la diminution de l'alcalinité était déjà très prononcée au bout de vingt-quatre heures.

Les lapins auxquels on a injecté dans la vessie une culture cholérique dans du bouillon ont perdu en sept heures 12,7 p. 100, en vingt-quatre heures 18,4 p. 100 d'alcalinité sanguine et ont regagné en quarante-huit heures 7,4 p. 100, en soixante-douze heures 9,4 p. 100 et en douze jours 13,9

p. 100. Deux lapins morts vingt-quatre heures après l'infection ont perdu l'un 25,3 p. 100, l'autre 36,2 p. 100 d'alcalinité.

Les lapins auxquels on a inoculé des bacilles de la fièvre typhoïde ont montré pendant dix-neuf jours une faible diminution de l'alcalinité; mais tandis que trois de ces lapins, qui ont succombé à l'inoculation, ont montré une diminution de 24,2 p. 100, les animaux restés en vie n'en ont présenté que 1,7 p. 100.

Les lapins infectés avec le bacille de la tuberculose ont montré, sept, quatorze, vingt-un, trente, quarante et cinquante jours après l'inoculation, une diminution légère et progressive de l'alcalinité. Au bout de cent dix à cent vingt jours tous paraissaient être en bonne santé, ils avaient même augmenté de poids, mais en les sacrifiant on a trouvé que différents organes étaient tuberculeux, et que l'alcalinité du sérum était bien au-dessus de la normale.

Chez les lapins inoculés avec le rouget du porc, l'alcalinité du sang a faiblement augmenté au bout de vingt-quatre et même de quarante-huit heures; tous ces animaux ont survécu.

De ces expériences Fodor croit pouvoir conclure que l'organisme réagit contre certaines infections pathogènes par une rapide augmentation de l'alcalinité du sang, qui est suivie d'une diminution plus ou moins forte. Si l'infection aboutit à la mort, cette diminution de l'alcalinité est considérable et progressive; dans les cas où elle se termine par la guérison la diminution est moins forte, l'alcalinité augmente de nouveau et peut même dépasser l'alcalinité primitive.

Il y a donc un certain rapport entre l'action de certains microbes pathogènes dans l'organisme et l'alcalinité du sang. L'animal, dont l'alcalinité du sang est plus forte ou dont l'alcalinité augmente plus considérablement à la suite d'une infection bactérienne, est généralement plus résistant à l'action de ces microbes.

Le degré d'alcalinité du sang ainsi que la faculté de l'organisme de réagir contre une infection par l'augmentation énergique de cette alcalinité, semblent avoir une action remarquable sur l'immunité et sur la réceptivité de l'individu à l'égard de certaines maladies infectieuses.

M. le Dr Onimus (de Bonay) est également partisan de la théorie humorale. Il a fait bouillir de l'eau sucrée, et l'a renfermée dans des cornets faits avec du parchemin végétal ou papier à dialyse. L'extrémité des cornets est plongée dans l'eau ordinaire ou dans de l'eau sucrée contenant de la levure de bière.

Dans ces cornets au tiers remplis d'eau sucrée, après quinze à vingt minutes, le sucre de canne est interverti; au microscope, on ne constate à ce moment aucune cellule, mais seulement quelques granulations, et ce n'est qu'après deux à trois heures que l'on trouve quelques rares cellules.

Dans une autre série d'expériences, pour se mettre à l'abri des germes extérieurs, Onimus a renfermé l'eau sucrée dans des récipients sans contact direct avec l'air extérieur.

Après vingt-quatre heures on constate alors que le sucre est interverti, et l'on trouve un grand nombre de granulations et plusieurs petites cellules isolées. Dans le liquide servant de témoin, le sucre n'est pas interverti et l'on ne découvre aucune cellule.

En enfermant de la sérosité de vésicatoire dans des membranes, et en les plaçant sous la peau de lapins, il a obtenu des leucocytes de nouvelles formations. Si le liquide n'est pas très frais et la membrane bien osmotique, ces leucocytes, au lieu de former une cellule avec ou sans noyau, subissent l'évolution vibrionienne et peuvent devenir vibrion ou bactéries.

On a accepté comme un fait indiscutable, que le sang, le lait, les muscles, etc., conservés à l'abri des germes de l'air, ne s'altéraient pas, et les expériences de Pasteur sont sous ce rapport nombreuses. Seulement, dans ces cas, la viande se faisande.

Il semble qu'une viande qui se faisande est une viande altérée d'autant plus que, dans cette expérience, si l'on veut bien examiner les tissus au microscope, on y rencontre une série de granulations qui, au moindre contact d'une goutte d'eau, auront des mouvements très vifs et seront de vrais vibrions.

Par M. le Dr Denys (de Louvain), la discussion semble se concentrer sur la question de savoir si les leucocytes sécrètent des substances bactéricides. Or, cette année, il a fait, avec M. Van der Velde, sur le lapin, des expériences dirigées dans ce sens.

Si l'on prend 10 lapins, auxquels on injecte un bouillon de staphylocoque atténué, et si on tue toutes les deux heures un de ces animaux mis en expérience, on voit qu'il ne se produit d'abord qu'un exsudat très clair, ne renfermant presque pas de leucocytes, mais un peu plus tard, douze heures, par exemple, après le début de l'expérience, le nombre des leucocytes est déjà très notable.

Si chaque fois qu'on tue un de ces lapins, on prend le sérum sanguin d'une part, et, d'autre part, la sérosité obtenue par centrifugation de l'exsudat, on peut ainsi comparer l'action de 10 sérums et de 10 sérosités correspondant à des mouvements différents.

Le sérum sanguin a un pouvoir bactéricide très faible sur le staphylocoque pyogène. La sérosité de l'exsudat des lapins tués deux ou quatre heures après l'injection est à peine plus bactéricide que le sérum. Mais, chez les lapins tués après douze heures, la sérosité devient extrêmement bactéricide : à 10 centimètres cubes de cette sérosité on peut ajouter 1 centimètre cube de bouillon trouble de staphylocoque, et en très peu de temps tous les microbes sont tués. Cette sérosité est tellement bactéricide que le lendemain, après vingt-quatre heures de séjour à l'étuve, si l'on ajoute encore des microbes, il sont encore tous tués assez rapidement.

D'où vient cette substance bactéricide? Elle ne vient pas du sang, puisqu'on ne note pas d'accroissement du pouvoir bactéricide du sang; elle ne peut donc venir que des leucocytes, dont le nombre augmente dans l'exsudat, à mesure qu'on s'éloigne du début de l'expérience.

Si l'on chauffe à 50 ou 60°, la sérosité obtenue par centrifugation, de l'exsudat, cette sérosité perd son pouvoir bactéricide. Après avoir ajouté à cette sérosité des globules blancs obtenus par centrifugation, et après avoir centrifugé de nouveau l'exsudat après deux ou trois heures, l'expérimentateur a, dans certaines de ses expériences, constaté que la sérosité avait récupéré son pouvoir bactéricide, ce qui prouverait bien que cette action bactéricide provient des globules blancs. Malheureusement, dans quelques expériences, le résultat a été négatif, ce qui était dû peut-être à ce que les globules blancs, qu'on ajoute à la sérosité chauffée à 50 ou 60°, meurent rapidement dans ce milieu. Cet insuccès partiel n'en enlève pas moins une certaine valeur à la conclusion qu'on peut tirer de ces expériences sur l'origine de la substance bactéricide contenue dans les exsudats.

M. le Dr Székely de (Buda-Pest) pense que la diminution du nombre des microbes dans le sang défibriné ou dans le sérum n'est pas due à une action microbicide du sang, mais au changement subit du milieu, qui devient relativement défavorable à la vie des microbes. Il a déjà prouvé que le sang défibriné ou le sérum sanguin dans lequel des staphylocoques provenant d'une culture sur gélose ont été détruits en grand nombre, est sans aucune action sur les staphylocoques qui se sont développés dans ce sang ou dans ce sérum. D'autres expériences ont montré que, dans un sérum où les microbes se sont déjà développés et qui, par conséquent, ne devrait plus exercer aucune action microbicide, on voit le nombre des microbes introduits après la filtration du sérum diminuer considérablement. Sans nier le rôle important du sang dans la lutte de l'organisme contre les microbes, il croit pouvoir dire que ce rôle ne repose pas sur l'action microbicide du sang.

M. le Dr Aronson fait remarquer que les cellules de l'organisme jouent un rôle important dans la production des antitoxines. Les antitoxines exercent leur action principalement sur les cellules, mais on ne saurait nier qu'elles exercent aussi une action directe sur les toxines. C'est ce qui ressort de l'expérience suivante : si l'on injecte en même temps à un animal un mélange d'antitoxine diphtérique et de bacilles de la diphtérie, l'animal reste en vie et ne présente aucune réaction locale tandis qu'il faut cinq fois autant d'antitoxine pour sauver l'animal si l'on injecte l'antitoxine et les bacilles séparément et en des points différents.

M. le Dr Nutall relate des expériences qu'il a faites dans le laboratoire de M. Flügge au cours desquelles il a trouvé que l'humeur aqueuse des animaux réfractaires au charbon tue le bacille spécifique de cette maladie.

M. le Dr Metchnikoff objecte que les spores du bacille charbonneux persistent dans l'humeur aqueuse et s'y développent, bien que cette humeur possède des propriétés bactéricides; mais cela n'a rien à voir avec l'immunité. On commet généralement l'erreur d'étudier les phénomènes bactéricides en dehors de l'organisme. Si l'on injecte un microbe dans le sang d'un animal réfractaire, dont le sérum posséderait par conséquent de grandes propriétés bactéricides, au bout d'une minute on trouve ces microbes englobés dans des cellules, et cela se produit si rapidement que l'action du sérum n'a pas le temps de s'exercer. Comme ils sont soustraits à l'action du sérum immédiatement après leur introduction dans l'organisme, il ne peut s'agir ici d'une action bactéricide.

D'après M. le Dr Buchner, le temps ne joue aucun rôle dans ce phénomène, car l'action bactéricide peut se produire tout de suite. La question de la phagocytose ne saurait être résolue avec le microscope, elle doit l'être par l'expérimentation.

M. le Dr Denys réplique à M. Metchnikoff que, dans le cas cité, les spores sont englobées dans les cellules; elles peuvent donc ne pas être détruites par le sérum à l'action duquel elles sont soustraites.

M. le Dr Roux fait remarquer que, dans les expériences de M. Denys, il y avait des staphylocoques vivants dans l'exsudat. Or, pourquoi n'ont-ils pas été détruits par le plasma?

A cela M. Buchner répond que les staphylocoques neutralisent les produits bactériens.

D'après Metchnikoff, cela prouverait précisément que, dans l'organisme vivant, les choses se passent autrement qu'*in vitro*.

On a fait encore d'autres objections, qui ont été victorieusement réfutées par MM. Denys et Kaisin (*La Cellule*, 1893).

3° **Théorie humoro-cellulaire.** — Certains investigateurs, voyant que les théories phagocytaire et bactéricide ne pouvaient séparément expliquer l'immunité, ont essayé de les concilier en admettant des opinions mixtes. Telle est la théorie des *alexines* de Buchner (*Münch. med. Woch.*), d'après laquelle le pouvoir bactéricide des humeurs serait due aux alexines que dégageraient les leucocytes lorsqu'ils viennent s'accumuler au point enflammé. L'action bactéricide, telle qu'elle était admise avant Buchner, était purement passive. On voit qu'ici elle est plus active, puisqu'il admet l'intervention leucocytaire dans ce processus.

Avant lui, d'ailleurs, Hankin, Kanthak et Hardy avaient admis que les leucocytes éosinophiles sécrètent des granulations bactéricides. Les microbes seraient, après leur mort, englobés et digérés par les globules non éosinophiles. Comme le dit Metchnikoff dans le rapport précité, un travail inédit de Mesnil prouve la fausseté de cette opinion. En effet, chez la perche, qui est dépourvue de granulations éosinophiles, les microbes sont, comme chez les autres animaux, détruits par les phagocytes.

Avant Buchner aussi, Denys et ses collaborateurs ont essayé de prouver le rôle des leucocytes dans le pouvoir bactéricide du sang. De même *Behring*, à la suite de ses remarquables recherches sur le tétanos, a considéré la vraie immunité acquise ou « immunité active » comme une propriété cellulaire. Seule, l'immunité passive, c'est-à-dire la prévention des infections chez un animal neuf à l'aide des humeurs d'un vacciné serait purement humorale.

Dans le même sens que Buchner, Emmerich (*Münch. med. Woch.*, 1894) parle des leucocytes comme centres de la substance albuminoïde active qui provoque la guérison.

Dans un premier travail sur la production de la péritonite par le vibrion de Koch, Pfeiffer pensait que ce microbe était détruit par l'action bactéricide du liquide de l'exsudat et niait le rôle des phagocytes.

Dans un second travail, avec Wassermann, il admet leur intervention, mais après destruction du vibrion par une cause indéterminée.

Puis, Issaef ayant trouvé (*Zeits. f. Hyg.*, 1894) que l'injection de substances stimulant les leucocytes (bouillon, tuberculine) augmente la résistance du cobaye.

Pfeiffer a distingué l'immunité passagère due à ces injections, de la vraie immunité, due à la vaccination par le microbe ou ses produits. La première, il l'attribue aux leucocytes, la seconde à d'autres facteurs. Enfin, dans la *Zeitschrift f. Hygiene* (t. XVIII, p. 1), il a insisté sur l'action bactéricide du liquide de l'exsudat péritonéal des cobayes hypervaccinés contre le vibrion cholérique, et a expliqué par ce moyen l'immunité.

Nous ne nous y arrêterons pas, car ce chapitre est uniquement consacré à l'immunité naturelle

Il faut dire, d'ailleurs, qu'une théorie semblable avait été formulée en 1887 par Emmerich pour l'immunité des lapins vis-à-vis du bacille du rouget des porcs. On a dû l'abandonner.

Enfin, dans un dernier mémoire, Buchner (*Münch. med. Woch.*, 1894) pour rechercher le rôle des substances défensives du sérum et des exsudats, a injecté dans la plèvre d'un lapin 10 centimètres cubes d'empois d'amidon émulsionné, semé une quantité égale de bacterium coli commune dans le sérum et la sérosité pleurale et constaté que le microbe prospère bien dans les cultures chauffées à 60°, tandis qu'il est tué par les cultures non chauffées.

4° **Théorie vaso-motrice**. — M. Bouchard et ses élèves ont rappelé les droits de la physiologie dans ces questions d'immunité. Ils admettent bien le rôle de la phagocytose en dehors des vaisseaux, mais pour que les leucocytes puissent en sortir, il faut que les centres vaso-moteurs le permettent, soit en excitant les dilatateurs, soit en paralysant les constricteurs. Ce sont surtout MM. Gley et Charrin qui, en excitant le bout central du nerf dépresseur et celui du nerf auriculo-cervical (réflexe de Snellen-Schiff), ont bien mis en lumière cette influence des toxines microbiennes sur les vaso-moteurs. Ils ont nettement vu que les cultures pyocyaniques diminuent l'excitation des centres vaso-dilatateurs bulbaires et médullaires. Gamaleia et Charrin avaient d'ailleurs établi déjà que l'injection de toxines pyocyaniques atténue l'inflammation provoquée par l'huile de croton sur l'oreille de lapin.

Nous reviendrons d'ailleurs sur ces travaux et sur ceux de M. Bouchard sur la diapédèse à propos des théories de la vaccination.

VI

CONCLUSION

Que faut-il penser de toutes ces opinions? A quelle théorie faut-il se rattacher? Il est vraiment difficile de se prononcer sur ce point. Nous nous rallierons volontiers à la théorie humoro-cellulaire si brillamment exposée par Buchner, et à ce théorème principal de l'immunité, nous joindrons comme corollaire l'ingénieuse théorie de Bouchard.

Quoi qu'il en soit, nous pouvons affirmer qu'il existe une immunité relative chez la plupart des animaux. Cette immunité peut même être absolue pour certaines affections. Ainsi, les souris, les rats, les chiens sont réfractaires à l'injection d'une dose minime mortelle de bacilles de Lœffler. Néanmoins, le sérum de ces animaux injecté à d'autres sujets n'est pas assez puissant pour les immuniser. Ce point doit être retenu, il est très important pour la sérumthérapie. Nous savons d'autre part, que l'homme lui-même est maintes fois exposé à la contagion sans éprouver d'atteinte infectieuse. J'ai moi-même traversé, dans les conditions de fatigues les plus déplorables, une épidémie de fièvre typhoïde, de choléra et de grippe maligne sans avoir jamais ressenti la moindre épreuve. D'autres praticiens se sont trouvés dans le même cas. Il ne faudrait cependant pas imiter les courageux expérimentateurs qui, voulant démontrer leur état réfractaire contre certaines maladies, ont ingéré les microbes pathogènes de ces affections; fréquemment ils ont été victimes de leur trop courageuse expérience.

Nous avons exposé au commencement de cette étude les nombreuses circonstances qui affaiblissent notre organisme. Nous pouvons opposer à ces mauvaises influences toutes les conditions heureuses qui le fortifient. Par conséquent, les bonnes règles d'hygiène, une alimentation substantielle appropriée, une origine saine des ascendants mettent l'individu dans de bonnes conditions de résistance contre les nombreux microbes qui l'entourent et l'assaillissent sans cesse. Son immunité naturelle est par ce fait considérablement augmentée.

CHAPITRE II

IMMUNITÉ ACQUISE

I

VACCINATION PATHOLOGIQUE

Les processus que nous venons d'indiquer comme cause de l'immunité naturelle se retrouvent dans l'immunité acquise, mais avec des modalités différentes, par suite de l'introduction d'un nouveau facteur, la tendance continuelle de l'organisme à revenir à son état primitif. Depuis longtemps, on avait remarqué qu'une première atteinte de l'organisme par certaines maladies infectieuses préservait entièrement contre une nouvelle attaque, ou en atténuait la gravité. On a dit alors que l'organisme était vacciné.

Comme exemples de cette vaccination naturelle, nous pouvons citer tout particulièrement les fièvres éruptives, dans lesquelles elle peut être conférée non seulement par une attaque antérieure, mais même par le long séjour dans un lieu infecté, ou une infection intra-utérine (variole). Comme pour l'immunité naturelle, d'ailleurs, l'immunité acquise a des limites. On n'ignore pas, en effet, la fréquence des récidives dans la rougeole, la scarlatine et la variole. On sait également, par le seul exemple de la vaccine, que cette immunité acquise est passagère. Néanmoins, les faits recueillis en faveur de son existence sont trop nombreux pour qu'on puisse la nier.

Pour la scarlatine, par exemple, l'immunité est la règle, après la première atteinte : mais elle n'est pas illimitée. De même, la plupart des cas d'immunité notés en 1846 par Panum, dans une épidémie de rougeole des iles Feroë, survinrent chez des vieillards qui avaient déjà été atteints, mais bien longtemps auparavant, dans une épidémie précédente.

Une atteinte de rubéole semble aussi nuire au développement d'une rubéole ultérieure ; mais, d'après Balfour, Tripe, Thomas, Rinecter, ni la scarlatine, ni la rougeole ne protègent contre elle.

Le fait de l'immunité acquise naturellement est surtout frappant pour la variole. Pour cette maladie, on constate rarement des récidives. Cela n'a lieu que lorsque l'attaque a été légère, car une forme légère ne préserve pas contre une forme grave. C'est ainsi que l'on a vu des individus se varioliser, quoique portant des cicatrices de variole. Parfois, l'immunité existe pour les formes bénignes, mais non pour les formes graves. Il ne se produit alors, à la seconde atteinte, que quelques boutons sans réaction générale.

Une première atteinte de varicelle donne également l'immunité, quoique des récidives aient été vues par Hufeland, Trousseau, Caustat, Gerhardt.

L'immunité contre la vaccine, par suite de variole antérieure, existe : mais elle ne se maintient pas et s'épuise comme l'immunité par vaccination expérimentale.

On est aussi immunisé contre les oreillons par une atteinte antérieure. Trousseau, Rilliet, etc., nient la récidive. Cependant, Servier les a vus survenir, au bout de cinq ans, chez un soldat qui avait encore de l'atrophie testiculaire.

II

VACCINATION EXPÉRIMENTALE

Ces faits de vaccination pathologique, sur lesquels nous n'insisterons pas davantage, et qui avaient été remarqués depuis fort longtemps, ont inspiré l'idée de la vaccination artificielle. Aussi, déjà dans les âges plus reculés, la trouve-t-on mise en pratique contre la petite vérole. Puis, cette méthode a été perfectionnée par Jenner, et elle est devenue des plus fécondes entre les mains de Pasteur, qui l'a appliquée au charbon, au choléra des poules, à la rage. Depuis, de nouvelles tentatives sont encore venues étendre ses bienfaits prophylactiques.

A

VACCINE. — COW-POX

La variole, cette dangereuse maladie, qu'on a si bien nommée la gourme de l'humanité, a été enrayée par la vaccination, désormais rentrée dans le domaine des habitudes d'hygiène les mieux assises.

Ce furent les Sarrasins qui importèrent la variole d'Asie en Afrique, d'où elle se propagea dans le midi de l'Europe, puis dans le monde entier. Dès le xe siècle, les Arabes et les Chinois pratiquaient la variolisation, c'est-à-dire l'inoculation de la petite vérole, mais les médecins incrédules en laissaient le monopole aux femmes.

En 1717, lady Montaigut, femme de l'ambassadeur d'Angleterre à Constantinople, vit une vieille Thessalienne obtenir de si heureux résultats qu'elle fit inoculer son fils. Elle répandit la pratique en Angleterre, grâce aux tentatives que consentit à faire le roi Georges lui-même dans la famille royale. En 1723, *La Boste* rapporta l'inoculation en France, où elle fut acceptée par les savants médecins Chirac et Helvétius. Mais les arrêts de la Sorbonne et de la Faculté de médecine la condamnèrent comme « illicite et contraire à la loi de Dieu ». Elle n'en continua pas moins à s'étendre, jusqu'au jour où elle fut détrônée par la *vaccination*.

Anciennement, les Hindous, les Persans, les tribus nomades, les caravanes, etc., s'inoculaient la vaccine équine, le *horse-pox*. C'est une affection encore appelée *picote* ou pustule mammaire, qui se développe au début de la lactation chez la cavale, la chamelle, la vache et même sur le sein de la nouvelle accouchée.

Nos montagnards connaissent bien ces croûtes laiteuses ; ils les détachent, les ramollissent dans l'eau et les injectent à leurs enfants.

En France même, au siècle dernier, les paysannes n'ignoraient pas que le fait de traire une vache atteinte de picote, lorsqu'elles avaient une écorchure à la main, leur conférait l'immunité vis-à-vis de la variole. Il fut communiqué, en 1768, par un Français, Rabault, au Dr Pew, médecin anglais, qui le rapporta à son ami Jenner.

Ce dernier entrevit l'importance de cette révélation et en tira, en 1798, l'admirable découverte qui devait mener plus tard notre grand Pasteur à ses beaux travaux sur le vaccin du charbon et du choléra des poules.

Il faut dire cependant que déjà, en 1768, Sutton et Fewster avaient annoncé à la société de médecine de *Tornbury* que les individus atteints de cow-pox étaient préservés contre la variole.

Le procédé de la vaccination, tel que l'avait formulé Jenner, ne tarda pas à se répandre en Europe. En France, il fut vulgarisé par Aubert et Woodville.

Depuis, la science a fait de grands progrès. Les mémorables travaux effectués en bactériologie et en physiologie ont éclairé bien des points obscurs.

On a trouvé une certaine homologie entre la pustule de la variole et celle du *cow-pox*. Les cloisons internes présentent la même disposition. Une coupe de peau, colorée au violet de méthyle, révèle la présence de microcoques, semblables dans l'un et l'autre cas. Iblava, de Prague, en compte jusqu'à six espèces. Pfeiffer pense que le microbe spécifique serait un sporozoaire analogue à celui de la malaria. Babés penche vers cette dernière opinion.

C'en était assez pour soutenir l'identité des deux affections et faire rentrer l'immunité vaccinale dans la théorie générale de l'immunité acquise. On sait, et nous le développerons plus loin, que les vaccins pastoriens sont des virus atténués par des procédés divers. Le passage du rouget à travers le lapin, celui du virus rabique à travers le singe modifient singulièrement leurs propriétés. De même, la vaccine ne serait qu'une variole atténuée par son passage à travers le cheval ou la vache. Chez le cheval, l'affection prendrait le nom de horse-pox, chez la vache de cow-pox.

Le cow-pox naît chez la vache spontanément. Son inoculation à l'homme ne lui enlève pas sa vertu préservatrice. Aussi vaccine-t-on de bras à bras. Malheureusement, on s'expose par ce moyen à la transmission de maladies contagieuses : scrofule, tuberculose, syphilis, septicémie, érysipèle. On a donc proposé la vaccination animale ; le vaccin humain est reporté sur la génisse, et transplanté de génisse en génisse. C'est ce qu'on appelle la *rétro-vaccination*. Elle donne des vésicules qui, au bout de cinq à dix jours, ont atteint leur maturité.

Néanmoins, ce *cow-pox animal* n'échappe pas au danger que je viens de signaler, car la vache est un lieu d'élection pour la tuberculose. J'ai pu démontrer expérimentalement qu'on pouvait inoculer, avec le cow-pox, la tuberculose[1].

Le Dr Boudard, dans un travail couronné par l'Académie de médecine en décembre 1891, a recommandé de lui substituer la vaccine caprine. D'après lui, celle-ci, étant inoculée sur la glande mammaire de la chèvre, ne pourrait pas tuberculiser.

Ceci serait très important, car la chèvre est un animal rarement tuberculeux. Il n'y a qu'un desideratum : c'est que la chèvre n'est pas vaccinifère.

[1] *Tuberculose et Cow-Pox*; par le Dr Sam. Bernheim. — *Annales du Congrès de la Tuberculose* (1891).

Les pustules, qui se développent mal sur le flanc de la chèvre, sont des pseudo-pustules, qui, inoculées à l'homme, ne se reproduisent même pas[1].

La difficulté subsiste donc encore, et elle ne pourrait être évitée qu'en pratiquant la vaccination conformément au vœu que j'ai soumis à plusieurs reprises à des assemblées savantes : c'est de n'inoculer le cow-pox des génisses qu'après autopsie de l'animal dûment reconnu sain. Cette petite épreuve serait une grande garantie, que le public, auquel on impose aujourd'hui la vaccination obligatoire, est en droit d'exiger.

La vaccination se réduit surtout à une réaction locale, qui se traduit dès les premiers jours par une éruption. L'infection générale est très faible, car chez les femmes enceintes l'immunité du fœtus résulte rarement de l'inoculation hypodermique de la vaccine.

La durée de l'état vaccinal n'est pas, d'ailleurs, absolue. Il disparaît généralement au bout de sept à dix ans. Aussi, est-il nécessaire de pratiquer la revaccination.

L'immunité vaccinale naturelle est très rare chez l'homme. La vaccine ne confère l'immunité qu'à dater du septième jour après l'inoculation. Faible tout d'abord, elle n'atteint son maximum de

[1] Dans une communication faite à la Société Clinique, j'ai exposé toutes mes expériences, qui ont démontré l'inexactitude des assertions de M. Hervieux.

puissance qu'au bout de douze à quinze jours. Lorsqu'elle est due à une ou plusieurs revaccinations, elle persiste d'autant moins que le sujet est plus jeune, et d'autant plus qu'il est plus âgé. Il en est, d'ailleurs, de l'immunité variolique comme de l'immunité vaccinale, ce qui prouve la nécessité de la revaccination chez le variolé comme chez le vacciné.

Nous avons dit plus haut qu'on avait soutenu l'identité de la vaccine et de la variole, cette hypothèse, en effet, est très attrayante. Mais pour en avoir le bien-fondé, il faut attendre encore des expériences confirmatives.

Deux hypothèses, en effet, sont en présence : d'une part, la transformation de la vaccine en variole par l'homme ; d'autre part, la transformation de la variole en vaccine par le bœuf ou le cheval. La première est contraire et fait que jamais, depuis qu'on pratique la vaccination, à la suite de la découverte de Jenner, on n'avait observé une transformation quelconque.

La seconde a pour elle les assertions de Beely, de Thiélé, et plus récemment de Haccius et Willoughby, mais elles n'ont pas été confirmées par une commission, qui se réunit il y a quelques années sous la présidence de Chauveau. Berthet (*Thèse de Lyon*, 1888), Worlomont lui ont aussi opposé des résultats contradictoires.

La question ne pourra donc définitivement

être jugée que par des expériences plus décisives et plus complètes.

Je suis néanmoins, pour ma part, très partisan de l'identité de la variole et des cow-pox. En effet, l'examen bactériolique de la lymphe retirée d'une pustule variolique ou vaccinale montre toujours le même micrococcus. Il en est de même de l'ensemencement. Les inoculations en stries de cette lymphe donnent au bout de quatre à cinq jours, un léger nuage grisâtre qui se répand bientôt sur toute la surface de la gélatine ensemencée, tantôt par petites taches arrondies (première génération), tantôt par bandes allongées et plus fines (générations successives). Au bout de trois semaines, le développement semble complètement arrêté. Pour conserver cette culture il faut la laisser dans une étuve chauffée à 30° au moins. A une température inférieure, le microorganisme développé meurt.

L'examen microscopique donne le résultat suivant : il s'agit d'un coccus, dont le volume varie entre 1 μ et 1 μ et demi. Nettement arrondi, ce coccus se présente rarement isolé ; le plus souvent, il est réuni en ilot par 2, 3 ou 4 ou plus. Le type de 3 est assez fréquent et présente la disposition d'une chaînette.

J'ai essayé d'inoculer des cultures fraîches de cow-pox à des animaux d'abord, et ensuite à des enfants. Sur la génisse, les scarifications ont produit des pustules, mais de taille moyenne. Chez les enfants, de légères pustules observées les ont rendus réfractaires à une nouvelle vaccination.

L'histoire de la vaccine constitue la première étape d'une longue série de travaux, qu'ont inspirés les admirables découvertes, révélées par le génie de Pasteur. Le principe en est toujours le même : atténuer un virus, et l'injecter à l'animal, qu'on veut immuniser.

Avant d'étudier ces procédés d'atténuation, nous devrions faire passer succinctement sous les yeux les diverses applications qui en ont été faites à quelques maladies infectieuses.

B

CHOLÉRA DES POULES

La première, en date, est celle qui est relative au choléra des poules, dont M. Toussaint a le premier montré la nature infectieuse.

C'est le 9 février 1880 que Pasteur annonça à l'Académie des sciences qu'il était parvenu à immuniser la poule contre le choléra, qui sévit sur elle, au moyen de la culture atténuée du diplocoque qui en est la cause. Le procédé d'atténuation employé consistait dans le vieillissement de la culture en présence de l'air. Dix mois suffisent pour lui faire perdre sa virulence. Si on opère en vase clos, l'atténuation ne peut se faire. Pasteur invoqua, pour expliquer ce fait, l'influence de l'oxygène. Nous verrons plus loin la fausseté de cette interprétation.

La réceptivité du cobaye est faible. Le virus ne produit, chez lui qu'un abcès. Il en est de même chez la poule, lorsqu'on lui inocule le virus atténué.

Pasteur vit aussi que l'immunité conférée est héréditaire, et, après lui, Straus et Chamberland ont trouvé le diplocoque dans les ovisacs des poules mortes de choléra. D'après Barthélemy, si on met ces œufs en incubation, les microbes y pullulent à partir du huitième ou dixième jour.

C

CHARBON

Peu de mois après la découverte de Pasteur, le 12 juillet 1880, Toussaint annonçait sa méthode d'inoculation contre le charbon bactéridien ou sang de rate. Il chauffait le sang à une température de 55° pendant dix minutes, et l'inoculait aux animaux. Certains en mouraient, mais ceux qui résistaient étaient réfractaires.

Toussaint pensait opérer sur les produits solubles de la bactéridie. Pasteur montra, le 21 février 1881, qu'il n'avait fait qu'atténuer les microbes et créer une méthode graduelle de vaccination, en faisant agir la chaleur pendant qu'ils cultivent. A 42°, la bactéridie ne donne plus de spores et diminue de virulence. Reporté après quelque temps dans un nouveau milieu, le microbe conserve son atténuation. C'est ainsi que Pasteur obtint 2 vaccins, l'un en maintenant le microbe pendant quinze à vingt jours à 42°, l autre en ne le laissant que dix à douze jours à cette température.

Ce dernier tue la souris, le cobaye, et parfois le lapin. Le premier tue aussi le cobaye nouveau-né, mais est inoffensif sur le cobaye adulte. On lui rend sa virulence vis-à-vis de l'adulte en le faisant passer plusieurs fois chez le nouveau-né.

Après Pasteur, Chauveau a révélé deux autres moyens d'atténuation de la bactéridie charbonneuse : le chauffage pendant trois à quatre heures à 47° d'une culture âgée de vingt-quatre heures, et l'emploi de l'oxygène comprimé.

Il crée ainsi des races dont le pouvoir vaccinal ne change pas.

La vaccination charbonneuse a été fort attaquée par Koch et Lœffler en particulier, au Congrès d'hygiène de Berlin, où cependant elle est sortie triomphante de la discussion, grâce aux travaux de savants tels que Chamberland , Metchnikoff, Lydtin. On objectait les insuccès obtenus en certaines régions, particulièrement en Russie. Mais on n'a pas tardé à en trouver la raison dans l'irrégularité et l'inconstance du vaccin. En le préparan par la culture dans un milieu antiseptique, Gamaléia en a montré, en Russie, les excellents résultats.

D

CHARBON SYMPTOMATIQUE

C'est Chabert qui a distingué cette variété de charbon bactérien et lui a donné son nom. Elle en est, en effet, complètement différente. Encore appelée charbon emphysémateux du bœuf, elle est nommée Rauschbrand en Allemagne.

Bien décrite pour la première fois, en 1882, par Arloing, Bornevin et Thomas, elle a beaucoup de ressemblance avec la gangrène gazeuse. Elle est causée par un germe anaérobie, mobile, dont l'action se borne à des lésions d'emphysème et de gangrène.

La vaccination contre l'affection est celle qui a donné les plus mauvais résultats. Cela tient sans doute à ce que le virus atténué est inoculé dans une région qui lui est défavorable.

E

VACCINE CONTRE LA VARIOLE DE L'ESPÈCE BOVINE

Elle a été donnée en septembre 1882, par Peuch, de Toulouse, en novembre 1885, par Pourquier, de Montpellier.

F

ROUGET DES PORCS

En décembre de la même année, Pasteur et Thuillier annonçaient la découverte de la vaccination contre cette épizootie. Elle a été, de toutes, la plus féconde en brillants résultats, quoique pour des motifs divers, elle ait souvent entraîné des accidents aigus ou chroniques. Dernièrement encore (*Munch. med. Woch.*, 1892), Emmerich et Mastbaum ont obtenu l'immunisation contre cette maladie.

G

PÉRIPNEUMONIE INFECTIEUSE DE L'ESPÈCE BOVINE

En octobre 1882, Thiermesse et Dejine vaccinèrent cette maladie en inoculant le virus dans les veines, et Willem en l'injectant dans la région caudale.

A cette même époque, Rossignol trouva la vaccine de la fièvre aphteuse des vaches, Tayan celle du typhus, etc.

Application à la pathologie humaine.

On le voit, les acquisitions dans la pathologie comparée étaient considérables, alors qu'encore rien de sérieux n'avait été tenté en pathologie humaine.

On avait bien enregistré quelques essais de *syphilisation* de Sperino, Auzias-Turenne, Liebermann, etc., et de rougeolisation de Katorn et de Salisbury. Mais ils furent stériles, et ont été abandonnés.

II

FIÈVRE JAUNE

En 1885, Domingos Freire, du Brésil, et Manuel Carmona, du Mexique, découvrirent le vaccin artificiel de la fièvre jaune, le premier en inoculant la culture atténuée du microbe de cette maladie, l'autre en injectant l'urine évaporée, puis diluée, des sujets atteints.

Les recherches de ces savants ont été sévèrement traitées, en particulier par Rochard et par Cornil et Babès. Néanmoins, grâce à la protection du gouvernement, ils ont pu en montrer les bons résultats.

I

CHOLÉRA

On se souvient des discussions que souleva en 1885, le Dr Ferran, en annonçant la découverte du vaccin anticholérique.

En inoculant au cobaye, 3 centimètres cubes de culture atténuée par le vieillissement ou l'oxygène, il le vit après 8 jours, résister à l'injection de 6 à 8 centimètres cubes, qui est mortelle pour l'animal témoin. Il prétendit aussi qu'il était possible de vacciner l'homme de la même façon, par la voie hypodermique.

Dès 1888 (Académie des sciences), Gamaléia avait isolé des sécrétions du microbe du choléra deux produits toxiques : un, vaccinal, résistant à 120°, soluble dans l'alcool et hyperthermisable; l'autre, précipitable par l'alcool, destructible à 70°, et produisant de la diarrhée et des convulsions.

Gamaléia réussit encore à donner le choléra au chien et à exalter la virulence du bacille virgule par la culture dans le pigeon. Il prétendit être arrivé à la vaccination, mais sa tentative est restée infructueuse.

En 1892, Haffkine transporta des cultures sur gélatine dans le péritoine du cobaye et, inoculant d'animal à animal, vit que la virulence allait en augmentant jusqu'au vingtième degré de la série.

Le virus est mortel, lorsqu'on l'injecte dans les muscles; sous la peau, il ne produit que de l'œdème.

On l'atténue en le semant à 39°, au contact de l'air. Mais pour l'empêcher de mourir par ce procédé, on le transporte tous les deux ou trois jours dans un nouveau bouillon.

L'inoculation de ce virus préserve le cobaye, le lapin et le pigeon contre l'infection. Hafftkine s'injecta lui-même le virus atténué; et fit de même sur trois autres personnes.

En 1892, également, Brieger et Wassermann atténuèrent des cultures dans des extraits de thymus, en les soumettant quinze minutes à 60°, et dix minutes à 80°, et en les maintenant ensuite dans le timbre à glace durant vingt-quatre heures. Après quelques injections de ce liquide, les animaux résistent à une dose, mortelle en douze ou quinze heures. Brieger et Wasserman ont ensuite fait la culture dans le bouillon de viande peptonisé ordinaire; et l'atténuant par un chauffage à 65° pendant quinze minutes, ils ont pu l'utiliser pour la vaccination.

Enfin, il faut signaler les travaux de Klemperer sur la même question. Il a pu vacciner contre l'intoxication cholérique intra-péritonéale, au moyen de cultures chauffées trois jours à 40°,5, ou deux heures à 70°, et contre l'affection cholérique intestinale, en faisant avaler aux cobayes des cultures privées de bacilles. Il est arrivé, de plus, à atténuer les cultures âgées d'un jour, en les soumettant à un courant constant de 20 milliampères, pendant vingt-quatre heures.

J

RAGE

Le 25 janvier 1881, Galtier annonça à l'Institut que l'inoculation intra-veineuse de salive rabique confère l'immunité au mouton. Le 1er août de la même année, il confirma ce résultat par la vaccination de 9 moutons et 1 chèvre.

Ce procédé cependant était trop infidèle.

C'est alors que Pasteur, Chamberland, Roux et Thuillier découvrirent le pouvoir vaccinal de l'injection d'une émulsion de bulbe rabique sous la dure-mère. En 1882, ils annoncèrent que sur 2 chiens inoculés, 1 avait été réfractaire. Le résultat était fort insuffisant.

Pasteur parvint à atténuer graduellement la virulence du virus par des passages successifs du chien au singe. Si on le reporte du singe au lapin, il s'exalte, et on peut ainsi obtenir une série de virus d'une activité croissante. L'inoculation hypodermique de la moelle de lapin la moins virulente l'immunise contre un virus plus fort. Ce fait, fondé sur 23 expériences, fut communiqué à l'Académie le 19 mai 1884 et confirmé par une commission composée de Béclard, Bouley, Paul Bert, Vulpian et Ville.

Pasteur, Chamberland et Roux ont encore simplifié le problème en remplaçant le passage chez le singe par la dessiccation aseptique des moelles de lapins morts de rage, dans un flacon bouché par de la ouate, et contenant des morceaux de potasse. L'atténuation est obtenue au bout du treizième ou quatorzième jour.

La méthode était ainsi suffisamment perfectionnée, pour que Pasteur entreprit de l'appliquer à l'homme. Il le fit sous la direction de Vulpian et Grancher, sur le jeune Joseph Meisth, qui avait été mordu le 4 juillet 1885. Le résultat fut heureux. Pasteur le communiqua à l'Académie en octobre 1885, et dès lors, son laboratoire fut envahi de malades, demandant la guérison.

La fondation d'un Institut s'imposait. C'est alors que fut créé le riche établissement de la rue Dutot, qui est devenu le centre des études bactériologiques en France.

Nous ajouterons que la méthode a été appliquée par Nocard et Roux aux animaux et que Burdach a pu les vacciner avec des virus dilués, Babès avec des virus chauffés.

K

TUBERCULOSE

En injectant du sang de chien à des lapins, Héricourt et Richet ont pu, en 1890, ralentir chez eux l'évolution de la tuberculose. J'ai fait connaitre, à la même époque, les résultats que j'ai obtenus par la transfusion du sang de chèvre (Sociétés clinique et thérapeutique, 1890).

Nous passons rapidement sur ces tentatives, qui ont trait plutôt à la sérumthérapie, pour nous arrêter à l'atténuation du bacille de Koch. On l'a obtenue par la putréfaction, l'action de l'acide phénique dilué et les cultures successives à 39°. Baumgarten prétendit d'abord que l'inoculation de ces virus, ainsi modifiés, ne vaccine pas, et Falk qu'il augmente la réceptivité. Mais Grancher et Martin (Académie, 1890), en préparant des cultures graduellement décroissantes, et injectant le virus inoffensif, puis le virus plus actif, ont conféré aux animaux une immunité relative. Dixon a confirmé ces faits.

Daremberg a diminué la réceptivité du lapin, pour l'injection de cultures stérilisées.

En 1890 (Société de biologie), Héricourt et Richet, ont obtenu des résultats semblables sur le lapin, par l'injection intra-veineuse de 10 à 20 centimètres cubes de cultures de tuberculose aviaire, chauffées plusieurs jours à 80°.

Une semaine après, Courmont et Dor adressèrent à la même société une note, de laquelle il résulte que sur 4 lapins, ayant subi l'injection d'une culture de tuberculose aviaire dans l'eau glycérinée, stérilisée au filtre Chamberland, deux s'étaient montrés réfractaires.

Depuis 1890, Héricourt et Richet ont repris leurs recherches sur le chien et le singe. Le 4 mars 1893 (Société de biologie), ils ont montré que l'injection intra-veineuse de tuberculose aviaire tue ce dernier animal, mais ne le tue pas lorsqu'il a préalablement reçu cette tuberculose sous la peau. Le 15 avril, ils ont montré que le chien, non vacciné au moyen de la tuberculose aviaire, succombe de trente à soixante jours après l'inoculation de la tuberculose humaine. Au contraire, la transfusion du sang d'un chien vacciné retarde l'évolution de la tuberculose humaine chez un animal normal. Le 17 février, ils ont apporté à la Société de Biologie de nouvelles expériences, établissant définitivement que l'injection de tuberculose aviaire peut vacciner le chien contre la tuberculose humaine. MM. Gilbert et Roger leur ont répondu qu'ils avaient fait des tentatives pour vacciner le cobaye contre la tuberculose humaine en se servant de tuberculose aviaire. Leurs résultats avaient été négatifs. C'est ce qu'avaient vu aussi Grancher et H. Martin. Mais comme l'a bien fait remarquer Richet, on ne peut appliquer à une espèce les résultats obtenus dans une autre.

Il est enfin une méthode, qui, après avoir soulevé un enthousiasme général, a été contredite par des travaux ultérieurs. C'est celle que Koch annonça à une séance du Congrès de Berlin, et qu'il fit paraître le 13 novembre 1880, dans la *Deutsche medicinische Wochenschrift.* La lymphe de Koch, ou tuberculine, n'est autre qu'un extrait glycériné des cultures pures du bacille de la tuberculose obtenu à la température de l'ébullition. Elle contient des albuminoïdes, facilement dialysables, résistant à une chaleur de 160°, et précipitables par l'alcool. Elle est inoffensive par la bouche, mais son injection sous la peau ou dans les veines provoque chez les animaux tuberculisés une réaction fébrile et inflammatoire intense, qui aboutirait à la guérison. Après l'enthousiasme de la première heure, on a vu que cette réaction survenait également chez des sujets atteints de cancer, syphilis, scarlatine, cystite blennorrhagique, lèpre, actinomycose, et même chez des gens bien portants. De plus, la tuberculine expose à de sérieux accidents, qui n'ont pas toujours été compensés par une amélioration manifeste. Quoique les recherches de Koch aient eu le grand intérêt de montrer l'action curieuse de la lymphe sur les turbercules, et les modifications qu'elle y produit, il faut avouer que le succès thérapeutique n'a pas répondu à leur promesse. Pour cette raison, nous ne ferons que signaler les recherches de Hunter (*British med. Journ*, juillet 1891) sur la composition chimique de la tuberculine, de Klebs (*Congrès de méd. int. de Leipzig*, 1892) sur la tuberculocidine, et de Weyl

(*Deut. med. Woch.*, 12 janv. 1891) sur l'étude chimique et toxicologique du bacille de la tuberculose, sur la toxomucine.

L

MORVE

Galtier avait trouvé (Académie, 1881) que, la réinoculation de la morve au chien, produit des lésions de moins en moins graves.

D'après Straus (*Arch. de méd. exp.*, 1889), l'injection intra-veineuse de 1 ou 2 centimètres cubes est mortelle. Des doses plus faibles ne tuent pas le chien et l'immunisent contre la dose précédente. Il n'est pas arrivé cependant à vacciner l'âne.

D'après Zakharoff (*Ann. Inst. Pasteur*, 1890), le passage du virus à travers le chat l'atténue pour le cheval, qui devient alors réfractaire à une dose virulente.

Finger a diminué la réceptivité du lapin par des inoculations sous-cutanées ou intra-veineuses.

De plus, il a vu (*Beitr. zur Path. Anat., redigirt von Ziegler*, 1889) que des cultures stérilisées par un chauffage de 5 minutes à 100°, donnent une faible immunité.

D'après Berlin et Piq (Société de biologie, 1890), Chesneau aurait pu prévenir la morve chez le cobaye, par l'injection de sang de bœuf.

En somme, on ne possède encore aucun procédé pratique de vaccination antimorveuse.

Il faut pourtant signaler les récents travaux effectués sur la malléine. Elle est au bacille de la morve, ce que la tuberculine est à la tuberculose, c'est-à-dire un extrait des cultures stérilisées et filtrées de ce bacille. Elle a été découverte par le vétérinaire militaire russe Helman, dès la fin de 1888, et les premiers résultats furent publiés en 1889. Le 27 avril 1890, il annonça à la Société de médecine vétérinaire de Saint-Pétersbourg que, cherchant à immuniser les animaux par un extrait de cultures morveuses, il a été fort gêné par la réaction locale, et l'hypothermie qu'elles provoquent. En 1891, il communiqua à cette Société le fait que l'injection de 1 centimètre cube provoque chez les chevaux morveux, au bout de huit à seize heures, une hypothermie de 2 à 3°, et une tumeur au point d'injection.

La même année, Kalming (de Dorpat) publia dans les *Archives des sciences vétérinaires*, un travail dans lequel il faisait pour la morve ce que Koch avait fait pour la tuberculose.

En France, les travaux de Nocard ont bien établi l'importance diagnostique de la malléine. Il est reconnu qu'elle détermine chez les animaux morveux une réation *local*, consistant, en de l'œdème, et une réaction générale caractérisée par une hypothermie de 2 à 3°.

M

DIPHTÉRIE

On sait que les vieilles cultures tuent moins vite que les jeunes, mais que, rajeunies par l'ensemencement, elles récupèrent leur activité. Roux et Yersin sont pourtant arrivés à l'atténuation en faisant barboter un courant d'air stérilisé dans du bouillon à 39°,5.

Ils n'ont pu cependant créer l'état réfractaire au poison diphtérique par l'inoculation de cultures atténuées pas plus que l'injection de faibles doses de virus.

D'après Bruger et Fränkel, cependant, l'injection sous la peau d'une culture, chauffée pendant une heure à 66 ou 70°, n'empêche pas mais retarde la mort par l'injection hypodermique du virus normal.

En 1890 (*Deut. med. Woch.*), Behring a annoncé qu'il avait pu vacciner contre la diphtérie par cinq procédés : 1° par les cultures stérilisées (méthode de Fränkel) ; 2° par les cultures additionnées de bichlorure d'iode ; 3° par l'exsudat pleurétique des cobayes morts de diphtérie ; 4° par l'injection du virus chez les animaux et leur traitement par l'inoculation hypodermique de trichlorure d'iode ; 5° par l'eau oxygénée.

En 1891 (*Deut. med. Woch.*), Zimmer constata l'incertitude des procédés de Behring. Seule l'atténuation par le trichlorure d'iode lui fournit des résultats positifs. Sentant l'imperfection de sa méthode primitive, Behring la perfectionna, sans arriver à des résultats irrévocables (*Zeitschrift f. Hygiene*, t. XII, p. 10). Aussi, dans le même tome de cette revue, Brieger, Kitasato et Wassermann déclarent-ils ne point posséder de procédé certain de vaccination antidiphtérique, et ont-ils employé la méthode de Wooldridge modifiée. Ils ont préparé leur vaccin en chauffant quinze minutes à 60-70° la culture de bacille diphtéritique dans un extrait de thymus.

Behring et Kitasato ont obtenu pourtant, en 1890 (*Deut. med. Woch.*), des résultats plus probants et plus nets.

Pour vacciner les lapins, Berhing et Wernicke (*Zeit. f. Hygiene*, t. XII) ont employé deux procédés : 1° l'inoculation hypodermique du précipité séché, pulvérisé, est chauffée une heure à 77°, que donne dans les cultures diphtériques le phosphate de chaux; 2° celui qui avait servi à Ehrlich pour la vaccination de la souris contre l'abrine et la ricine, c'est-à-dire l'ingestion du poison diphtéritique.

N

TÉTANOS

En 1890, Behring et Kitasato ont annoncé la possibilité de vacciner les animaux contre le bacille de Nicolaier et ses produits.

Après eux, Tizzoni et Cattani vaccinèrent des pigeons et des chiens, par l'inoculation de faibles doses de cultures virulentes (*Centr. f. Bacteriologie*, t. IX).

Vaillard a donné l'immunité au lapin (Biologie, 21 février 1891) en employant la méthode de Fränkel pour la diphtérie, c'est-à-dire en chauffant pendant une heure à 60°, des cultures filtrées de tétanos.

Dans le tome IX de la *Zeitschrit f. Hygiene*, Kitasato rapporte avoir vacciné 6 lapins sur 15, en atténuant les cultures par des quantités décroissantes de trichlorure d'iode.

Behring est arrivé à de meilleurs résultats, en perfectionnant ce procédé (*Zeit. f. Hyg.*, t. XII).

Enfin, Brieger, Kitasato et Wassermann, reprenant les anciennes recherches de Wooldridge (*Arch. f. Anat. und Phys.*, 1888), obtinrent par la culture dans l'extrait de thymus des germes peu toxiques. Le mélange de cet extrait avec leur culture filtrée détruit leur toxicité, et permet ainsi de vacciner la souris, si sensible au tétanos.

En 1892, dans les *Annales de l'Institut Pasteur*, Vaillard, a repris la question et montré que la vaccination était possible contre le tétanos, non seulement par le procédé qu'il avait antérieurement indiqué (cultures filtrées et chauffées à 60°), mais encore par le procédé de Behring et Kitasato (inoculation de culture atténuée par l'eau iodée), et par celui de Tizzoni et Cattani (injection du virus dilué).

O

VENINS

Kaufmann, à propos d'une étude sur le venin de la vipère, a vu qu'en accoutumant les animaux par l'injection de petites doses successives, on pouvait les préserver contre des doses mortelles. Cette étude a été récemment reprise par Calmette, par Phisalix et Bertrand, qui ont obtenu des résultats démonstratifs. Ces auteurs ont vu, en particulier, qu'on peut atténuer les effets du venin de la vipère en le chauffant à 100° pendant cinq minutes, ou à 75° pendant quinze.

P

CONSIDÉRATIONS GÉNÉRALES

Il faut également citer, dans cette histoire de la vaccination, les travaux de Charrin et de l'école de Bouchard sur le pyocyanique; ceux de Monfredi et Trœversa (*Giorn. intern. Sc. med.*, 1888) et de Roger (Biologie, 1891) sur l'érysipèle, ceux de Chamberland et Roux (*Ann. Inst. Pasteur*, 1887), sur le poison septique; ceux d'Emmerich et Fositky et des deux frères Klemperer sur le pneumocoque; ceux de Brieger, Kitasato et Wassermann (*Zeitsch. f. Hygiene*, t. XII) sur la fièvre typhoïde, et ceux de Ehrlich (*Zeit. f. Hygiene*, t. XII) sur la ricine, l'abrine et la rubine.

Nous l'avons vu, la vaccination suppose l'atténuation des germes. Il est donc indispensable, pour bien pénétrer le mécanisme de la première, de connaître les méthodes qui permettent d'obtenir la seconde. Ce sera le meilleur moyen de nous éclairer sérieusement sur la physiologie pathologique de l'*immunité acquise*.

Nous distinguerons, comme l'a fait M. le Dr Rodet dans un excellent travail de la *Revue de Médecine* (1888), trois méthodes de vaccination contre les effets d'un virus; 1° emploi de ce même virus, 2° emploi d'un virus différent, 3° injection de produits solubles. La première est la plus importante, c'est elle qui a donné, jusqu'ici, les meilleurs résultats.

Pour que le virus puisse servir à vacciner, il faut qu'il soit inoffensif. Pour cela, ou bien on l'emploie dans toute son activité, et on prend soin alors d'atténuer ses effets; ou bien on l'atténue par des opérations préalables, que nous étudierons séparément.

Auparavant, voyons comment on en atténue les effets. C'est tantôt en en employant une petite quantité; tantôt en choisissant une voie d'introduction particulière.

Nous avons déjà, à propos de l'immunité naturelle, indiqué l'influence que ces deux points exercent sur la récepticité microbienne. Nous ne nous y arrêterons donc pas longuement, à propos de la vaccination, car les lois déjà formulées s'appliquent encore ici.

C'est M. Chauveau qui, le premier, a signalé la variation de l'intensité des effets du charbon avant le nombre d'agents infectieux introduits. Son opinion a été confirmée par Roux et Chamberland (*Ann. Inst. Pasteur*, 1887). Pasteur a montré le même fait pour la rage. On sait aussi que la variolisation, qui ne comporte qu'une petite quantité de virus variolique, est moins grave que la contagion naturelle. De même, d'après Chauveau et Arloing, le virus de la septicémie gangreneuse est inoffensif, inoculé à la lancette. Peuch a rendu bénigne l'inoculation du virus claveleux, en le diluant à 1/50. L'influence de la quantité a encore été constatée par Rodet (*Revue de Chirurgie*, 1885) pour le staphylococcus pyogenes, par Watson Cheyne (*Ann. Inst. Pasteur*, 1887) pour divers virus, par Emmerich (Congrès de Vienne, 1887) pour le rouget des porcs, et par d'autres.

Cette notion est aujourd'hui entrée dans la science, après bien des oppositions, celle même de Pasteur qui, enfin, s'y est converti après ses remarquables travaux sur la rage.

Néanmoins, si l'on peut atténuer les effets d'un virus en n'en injectant qu'une faible dose, il faut avouer que cette moyenne ne saurait être employée aujourd'hui comme méthode de vaccination.

Il en est de même de celle qui consisterait dans le choix d'une porte d'entrée spéciale. On sait combien est redoutable sous la peau le charbon symptomatique. Or, en injection intra-veineuse, il confère l'immunité. M. Galtier a montré, de même (Académie des sciences, 16 avril 1888) que l'injection intra-veineuse du virus rabique est capable de préserver les animaux herbivores de la rage, à la suite de morsures de chiens enragés. Ce fait a été confirmé par Nocard et Roux (*Ann. Inst. Pasteur*, 1888). Dans la *Revue mensuelle de médecine et de chirurgie*, d'avril 1877, Chauveau a prouvé que sous la peau le virus de la vaccine confère l'immunité et ne produit pas d'exanthème. Chez les solipèdes, l'injection intra-veineuse provoque l'exanthème sans éruption et donne l'immunité. Chez l'espèce bovine, elle est absolument sans effet.

Chauveau et Arloing ont publié sur le microbe

de la septicémie gangreneuse ou gangrène gazeuse (vibrion septique de Pasteur, bacille de l'œdème malin de Koch) un travail (Académie de médecine, 1884) duquel il ressort que cet agent, si dangereux sous la peau, est inoffensif par les voies respiratoires ou digestives. L'injection intra-veineuse, qui tue à haute dose, vaccine à dose modérée.

Sous la peau, ou une partie autre que celle de la queue, le virus de la péripneumonie bovine détermine un œdème mortel. En cette dernière partie seulement, l'œdème n'est pas mortel, et l'animal acquiert alors l'immunité. C'est ce qui constitue la méthode vaccinale de Williems (de Hasselt). Celle de Chauveau consiste à inoculer le virus dans les veines ; elle a été reconnue efficace par Thiernesse et Degive (Acad. de médecine de Belgique, 1882).

Le contraire a lieu pour le pyocyanique, ainsi que l'a montré Charrin (Académie, octobre 1887). Il vaccine lorsqu'on l'injecte sous la peau ; mais introduit dans le sang, il manifeste sa virulence.

Suivant M. Rodet (*Revue de chirurgie*, 1885), le staphylococcus pyogenes aureus fait de même. Il agit beaucoup plus en injection intra-veineuse que sous-cutanée.

D'après ces quelques exemples, on voit combien la question de terrain importe dans la vaccination. Un microbe est d'autant plus actif qu'il rencontre des conditions meilleures d'existence. Aussi, la voie qui le fera le plus tôt parvenir dans ce milieu sera-t-elle la plus propice à la production de ses effets toxiques. C'est ainsi que le charbon symptomatique ou la septicémie gangreneuse qui déterminent des fermentations dans le tissu conjonctif et non dans le sang, s'atténuent lorsqu'on les injecte dans les veines.

En général, l'introduction d'un microbe dans une voie qui lui est défavorable a pour résultat la vaccination, car elle permet alors à l'organisme de résister et de se défendre. C'est l'injection intra-veineuse qui a produit les meilleurs résultats, entre les mains de Chauveau, pour la péripneumonie bovine, la rage des moutons, la septicémie gangreneuse et le charbon symptomatique.

Néanmoins, ainsi que je le disais, cette méthode de vaccination par l'emploi d'une porte d'entrée spéciale n'est point passé dans la pratique. On lui a préféré celle qui consiste dans l'inoculation du microbe atténué, c'est-à-dire rendu moins virulent par des causes diverses. Ce sont ces procédés d'atténuation que nous allons maintenant étudier.

MÉTHODES D'ATTÉNUATION

La plus ancienne consiste à faire passer le microbe dans divers organismes. Mais Pasteur, Toussaint et Chauveau ont montré que l'intervention d'un organisme n'est pas nécessaire. On peut produire l'atténuation *in vitro* par le vieillissement des cultures, la chaleur, l'oxygène, etc...

Nous allons passer en revue ces divers procédés.

I

ATTÉNUATION PAR PASSAGE DANS UN ORGANISME

Depuis longtemps, on admettait ce fait. C'est ainsi que l'on considérait le vaccin jennérien comme le virus variolique, atténué par son passage à travers le bœuf et le cheval. C'est pour cette raison, sans doute, que pour la variolisation on préférait prendre le vaccin sur les varioles bénignes, où on le supposait atténué. On n'avait pas tardé non plus à observer les différences d'activité du vaccin sur divers animaux. D'après Chauveau, c'est chez le cheval qu'il a le plus de puissance. Le horse-pox est plus actif pour l'homme que le cow-pox, et ces deux sont plus actifs que le vaccin jennérien, pour l'homme, le bœuf et le cheval. Ceci revient à dire que le vaccin du cheval s'atténue en passant à travers le bœuf, et plus encore à travers l'homme. On lui rend sa virulence, en le reportant sur l'animal, d'où il tire son origine.

MM. Rey et Galtier étudièrent dans le même sens le *virus rabique* et virent qu'il se renforce en passant à travers le mouton, mais s'atténue à travers le chien et le lapin.

Pasteur reprit l'idée et réalisa la vaccination pratique de la rage par des passages successifs à travers le singe.

Il fit de même pour le *rouget* du porc. L'inoculation en série de ce virus au pigeon l'exalte pour lui-même et pour le porc. Cette même inoculation pratiquée sur le lapin, l'exalte pour lui-même, mais l'atténue pour le porc. Pasteur prit donc le virus atténué par ces passages successifs chez le lapin, et réussit avec lui à combattre les épizooties de rouget. M. Cornevin a confirmé, en 1885, les expériences de Pasteur. D'après M. Kitt (*Centr. f. Bacter*, 1887), le lapin atténuerait le virus pour le porc, mais ne l'exalterait pas pour lui-même.

M. Duclaux a relevé l'erreur de ce dernier (*Ann. Inst. Pasteur*, 1888), en montrant que l'inoculation du sang, employée par lui, introduit trop de germes.

En 1883 (Académie des sciences), Pasteur, expérimentant sur un microbe septique qu'il avait décelé dans la salive, trouva que son passage à travers le cobaye nouveau-né l'exalte pour lui-même, mais l'atténue pour le lapin.

Biondi a constaté le même fait (*Zeitschrift für Hygiene*, t. XII) pour un microbe de la salive, le *bacillus salivarius septicus*, qui est sans doute, le même que le précédent.

Fourquier a atténué le virus *claveleux* (Académie des sciences, 2 novembre 1885) en le faisant passer chez des immunisés.

Le microbe de la *tuberculose* est plus virulent chez l'espèce bovine que chez l'homme. Il est donc atténué dans ce dernier cas. De plus, Arloing a démontré (Ac. des sciences, sept. 1886), que le bacille de la tuberculose locale ne tue pas le lapin mais devient nuisible pour lui, en passant par le cobaye. Pour le virus scrofuleux, l'atténuation est encore plus forte, puisque même ce passage n'exalte pas sa virulence.

C'est de faits de cet ordre qu'il faut rapprocher celui de l'atténuation du microbe de Talamon-Fraënkel dans les lésions qu'il provoque. Wolff l'a vu atténué dans les vieilles pneumonies, et Netter

(Biologie, 1887) dans la salive des premières semaines de la pneumonie.

Le virus *morveux* s'épuise rapidement à travers le chien.

Il paraîtrait aussi que le bacillus anthracis s'atténue, d'après Zagari (*Giorn. internaz. del scienze med.*, 1887), le microbe érysipélateux, d'après Lubarsch (*Ann. Inst. Past.*, 1888), chez la grenouille.

D'après *Toussaint*, le microbe de la septicémie du lapin est inoffensif pour la poule, mais l'immunise contre le choléra des poules. C'est ce qui lui a fait admettre que la septicémie du lapin ne serait que le choléra des poules atténué par le lapin. En effet, le passage à travers le pigeon le rend virulent pour la poule.

Cornil et *Toupet* ont vu (Académie des sciences, 1888) que le microbe du choléra des canards ne fait rien ni à la poule, ni au pigeon, et pensent qu'il n'est autre que celui du choléra des poules atténué par le canard.

Gamaléia pense (*Centr. f. Bakt. und. Paras.*, 1889) que le vibrio Metchnikovi, qu'il a découvert dans une septicémie des oiseaux, analogue au choléra des poules, n'est autre que le bacille virgule de Koch atténué. En 1888 (*Ann. Inst. Pasteur*), il a émis l'idée qu'il serait l'agent du choléra nostras, car il vaccine contre lui.

D'après Domingos Freire (Académie de médecine, mai 1884, et Académie des sciences, avril 1887), le microbe de la fièvre jaune s'atténuerait chez le cobaye, ce qui permettrait la vaccination de l'homme contre cette maladie.

D'après M. Bossano, le virus tétanique s'atténuerait aussi en passant chez le cobaye.

Ce rapide exposé montre la variété des résultats. Le passage de l'agent virulent à travers un organisme tantôt l'atténue, tantôt l'exalte. Dans un certain nombre de cas, il s'atténue en traversant le corps d'un animal réfractaire ou peu sensible. Dans d'autres, il s'exalte pour cet animal, mais s'atténue pour un autre.

Dans le premier cas, on peut citer surtout la variole chez le bœuf, la morve chez le chien, la vaccine chez l'homme ; dans le second, l'atténuation du rouget des porcs.

II

ATTÉNUATION PAR VIEILLISSEMENT DE CULTURE

Les microbes peuvent changer de virulence non seulement par leur passage à travers l'organisme, mais encore en dehors de lui. C'est ce qu'a démontré pour la première fois Pasteur pour le *choléra des poules*. Il vit que le vieillissement lui enlève sa virulence et que la culture atténuée peut vacciner contre un virus fort. Il remarqua le même fait pour le microbe septique de la salive. Biondi l'a aussi noté pour son bacillus salivarius septicus, Rodet pour le staphylococcus pyogenes aureus, Duclaux pour un micrococcus trouvé dans le clou de Biskra, Rietsch et Nicati (Acad. des sciences, 13 juillet 1885) pour le vibrion cholérique, Cornet (Congr. de méd. interne de Wiesbaden, 1888) pour le bacille de la tuberculose, etc., etc.

Lorsque le vieillissement est poussé trop loin, il entraine la mort du microbe ; mais ce qui nous intéresse ici, c'est de savoir que cette mort est précédée d'une atténuation héréditaire.

Cette atténuation tient probablement à l'adultération du milieu, entraînée par les produits solubles de l'agent infectieux, adultération qui le gène dans son évolution. Nocard et Mollereau ont, vu dans la mammite contagieuse des vaches laitières (*Ann. Inst. Pasteur*, 1887) que la diminution de vitalité était due à l'acidification du milieu. En effet, son alcalinisation relève cette activité.

III

ATTÉNUATION PAR LA CHALEUR

Toussaint a été le premier à atténuer le bacillus anthracis par le chauffage à 55°. Peu après, Pasteur, chauffant pendant longtemps le même agent à 42°-43°, lui donna une atténuation héréditaire. Chauveau, ensuite, démontra que c'était bien la chaleur et non l'oxygène qui agissait dans ce procédé, et proclama son importance. Depuis, Roux a pu au bout de quelques heures tuer le charbon, en le portant à 70°.

Arloing, Cornevin et Thomas, en chauffant le charbon symptomatique. soit à 85-90°, soit à 100-105°, ont obtenu deux vaccins, dont l'injection intra-veineuse confère l'immunité contre la maladie. Kitt a atténué le même virus (*Ann. Inst. Pasteur*, 1888), en l'échauffant dans la vapeur d'eau à 100°.

Chauveau, puis Arloing (Soc. Sc. méd. de Lyon, 1882) et Truchot (*Thèse de Lyon*, 1884) ont obtenu l'atténuation de la septicémie puerpérale par la chaleur.

H. Martin (*Etudes expérimentales et cliniques sur la tuberculose*, de Verneuil), Vœlsch (*Zeits. f. path. Anat.*, t. II) ont fait de même pour le virus tuberculeux, Semmer pour le virus septique et divers autres microbes (*Zeits. f. Thierm.*, t. VII), Cornil et Chantemesse (Ac. des Sc., déc. 1887) pour la pneumo-entérite des porcs, Riondi pour le bacillus septicus salivarius, Charrin pour le pyocyanique.

La température à laquelle se produit l'atténuation varie avec les divers microbes, suivant la résistance plus ou moins grande qu'ils présentent.

et aussi avec le temps durant lequel on maintient le chauffage. De plus, l'atténuation varie suivant la façon dont on fait agir ce chauffage. C'est ainsi, qu'elle n'est pas transmissible, n'est pas fixe lorsqu'on se contente de soumettre le virus à son action brusque. Elle l'est, au contraire, lorsqu'on le cultive longtemps à une douce température.

On pourrait se demander si les *basses températures* sont capables d'atténuer les microbes. D'après Pictet et Yung (Ac. des Sc., 1884) les spores du charbon, le charbon symptomatique, le bacillus subtilis, etc... résistent à — 70° et même — 130°. Cependant, Chauveau, cultivant le bacillus anthracis à la température la plus basse, compatible avec sa végétation, l'a vu s'atténuer, puis mourir. Gibier dit avoir atténué le virus rabique par le froid. Pictet et Yung ont enlevé à la levure de bière la propriété de fermenter, en la maintenant à — 70° durant cent huit heures, puis à — 130° durant vingt heures. Dernièrement encore, MM. d'Arsonval et Charrin ont annoncé que l'action de très basses températures empêche le bacille pyocyanique de sécréter son pigment, et modifie sa forme. On est donc autorisé à penser que non seulement la chaleur, mais même les basses températures sont susceptibles du pouvoir atténuant.

IV

ATTÉNUATION PAR LA LUMIÈRE

Downes et Blunt avaient prouvé que la lumière peut détruire le tyrothrix scaber, Duclaux, divers microorganismes (Ac. des Sc., 1886, et Société de biologie, même année) lorsque M. Arloing démontra que la lumière solaire non seulement est douée du pouvoir destructeur vis-à-vis du bacillus anthracis, mais encore est capable de lui faire subir une atténuation permettant de vacciner le cobaye.

Mais n'est-ce pas la chaleur des rayons solaires qu'il faut incriminer ? Arloing a démontré que non.

L'école de Pasteur, et en particulier Duclaux, supposèrent l'intervention de l'oxygène, une action comburante de la lumière. Roux démontra même que la lumière détruit le bacillus anthracis moins rapidement dans le vide que dans l'air (*Ann. Inst. Pasteur*, 1887).

Mais Arloing reprit ces expériences et prouva que, si la lumière seule est efficace, son pouvoir destructeur est aidé par l'oxygène. Lumière et oxygène font ce que ne ferait pas l'oxygène seul.

V

ATTÉNUATION PAR L'OXYGÈNE

Le rôle atténuant de la lumière a été, pour la première fois, mis en lumière par Pasteur. Il le proclama au Congrès d'hygiène de Genève, en se basant sur ses expériences relatives au choléra des poules, au virus charbonneux, au microbe septique de la salive et à un microbe rencontré dans la fièvre typhoïde du cheval. Il n'avait en vue que l'oxygène à la pression atmosphérique, lorsque Chauveau démontra l'action atténuante de l'oxygène comprimé pour le bacillus anthracis et le rouget du porc. On sait aussi avec quelle précision Paul Bert a clairement prouvé ce pouvoir destructif de la lumière. C'est à ce pouvoir qu'il faut rapporter le fait que le charbon, la fièvre puerpuérale végètent moins bien dans l'air.

Nous avons vu qu'on a voulu incriminer l'oxygène de l'atténuation des microbes par le vieillissement, la chaleur, la lumière. Ces expériences précises ont donné aux faits leur véritable signification.

VI

ATTÉNUATION PAR LA DESSICCATION

Pasteur a prouvé qu'on diminue en quelques jours la virulence des moelles de lapins rabiques, en les soumettant à la dessiccation. A mesure que cette dessiccation progresse, la virulence diminue et le pouvoir vaccinal augmente. On peut ainsi faire une série d'inoculations préventives. Cependant Pasteur croit que, dans ce cas, il n'y a pas atténuation vraie, mais diminution des germes virulents. On l'a contesté, à juste titre.

Netter (Société de biologie, 29 oct. 1887) a immunisé contre le pneumocoque de Talamon-Frænkel par l'inoculation de la rate d'animaux tués par ce microbe, qu'il avait atténué en le desséchant.

Vœlsch (*Beitr. zur pathol. Anat.*, t. II) a fait de même pour le virus tuberculeux.

D'après Koch, la dessiccation tue le vibrion cholérique en trois heures, d'après Rietsch et Nicati, en deux heures.

Au contraire, d'après Galtier, Cadéac et Malet, le bacille de Koch résiste plusieurs semaines, et d'après Schill et Fischer, Pietra, plusieurs mois. Quant au charbon symptomatique, il est plus facile à conserver, lorsqu'il a été préalablement desséché.

A quoi tient cette résistance inégale ? La raison intime nous en échappe, mais on peut au moins dire que les microbes sporulés résistent beaucoup, les non sporulés très peu.

Il faut ajouter que l'élévation de la température, pourvu qu'elle ne soit pas trop considérable pour détruire la matière organique, favorise l'action atténuante de la dessiccation.

VII

ATTÉNUATION PAR LES ANTISEPTIQUES

Chamberland et *Roux* ont été les premiers à atténuer le charbon, en le cultivant à l'état filamenteux en présence d'acide phénique et de bichromate de potasse, et les spores au moyen d'acide sulfurique.

Gamaléia (*Ann. Inst. Pasteur*, 1888) a vacciné le mouton contre le virus charbonneux, en lui inoculant ce microbe atténué par le bichromate de potasse. Il a même fait accepter ses vaccins pour la pratique courante en Russie (*Centralbl. f. Bacter.*, 1888).

Klein a produit de l'atténuation identique par la culture dans de lagélatine additionnée de 1/4000 de sublimé.

Maximovitsck a eu recours au sublimé ; mais surtout aux naphtols α et β (Académie des Sciences, 14 mai 1888). Dans ce cas, la vaccination n'a pas été complète. Il n'y a eu que diminution de la réceptivité. De plus, pour une même dose de naphtol, il faut plus de temps pour détruire la virulence du bacillus anthracis que pour supprimer sa végétabilité.

Heyn, *Thortild-Rovsing*, *Buchner* avaient prétendu que les cultures se font bien en présence d'iodoforme. Leurs expériences ont été reprises par *Neisser* (*Virchow Archiv.*, 1887), *Sænger* (*Deut. med. Wock.*, 1887), et ils ont pu, en l'employant en solution, diminuer la croissance et la virulence du bacillus anthracis. Kunt, Ruyter, Baumgarten, Sænger ont, sinon empêché, du moins retardé l'infection charbonneuse, en introduisant l'iodoforme dans l'épaisseur des tissus, où il dégage alors de l'iode.

Luigi Manfredi a trouvé (*Giorn. internaz. del scienze mediche*, 1887), que la bactéridie charbonneuse s'atténue dans un milieu contenant entre 1/3 et 2/3 de graisse. Au-dessus de cette dernière proportion, elle cesse de végéter. La rapidité de l'atténuation dépend du degré de température.

Arloing et *Cornevin* ont atténué le charbon, en employant diverses substances.

D'après Cornevin, le vibrion septique, qui cause la septicémie gangreneuse, subit une atténuation légère lorsqu'on fait agir durant vingt-quatre heures, à 38-40°, de la couramine dans la proportion de 1 à 1,5 p. 100 ; et forte, lorsqu'on fait agir l'acide gallique dans la proportion de 2,5 à 3,5 p. 100. Cornevin n'a pu maintenir l'immunité au delà de vingt-trois jours. L'acide lactique redonne au virus son activité.

L'action prolongée des vapeurs d'acide fluorhydrique a permis à *Grancher* et *Chautard* d'obtenir l'atténuation du bacille de la tuberculose (*Ann. Inst. Pasteur*, 1888).

Maximovitsch, en étudiant l'action des naphtols α et β sur le pyocyanique, a obtenu les mêmes résultats que pour le charbon.

L. Manfredi a pu vacciner le cobaye et la souris, mais non le buffle, contre le virus du *carbone* des buffles, en l'atténuant par la culture en présence de graisse, comme il avait fait pour le charbon.

Enfin, il faut citer les expériences de *MM. Charrin* et *Roger* (Société de Biologie, 29 oct. 1887), sur le bacille pyocyanique. Expérimentant avec le naphtol, le sublimé, le sulfure de mercure, ils ont vu, qu'à faible dose, ces substances rétractent ou suppriment l'apparition de la matière colorante bleue. A dose plus élevée, elles entravent ou arrêtent le développement. Enfin, leur action peut être encore plus marquée ; elles peuvent tuer complètement le microbe.

Les travaux que nous venons de citer sur l'atténuation des microbes par les antiseptiques ne sont pas les seuls qui aient été produits sur cette question. Il ne se passe point de jour où un auteur ne proclame la supériorité d'un antiseptique sur tous ceux déjà connus. Mais le but même, qui inspire ces travaux nous dispense de les analyser dans cet ouvrage, où nous nous sommes proposé seulement de faire connaître les principes scientifiques de l'atténuation. D'ailleurs, comme le faisait bien remarquer Duclaux (*Ann. Inst. Pasteur*, 1887), sait-on bien en quoi consiste le pouvoir antiseptique? N'est-ce pas un groupe bien hétérogène que celui dans lequel on range les substances, aujourd'hui reconnues comme douées de ce pouvoir?

Tant qu'un classement bien définitif n'y aura point été apporté, on n'aura pas le droit de le considérer comme antiseptique.

Et d'ailleurs, si on sait peu comment agissent les antiseptiques *in vitro*, on sait encore moins comment ils se comportent dans l'organisme. On ignore dans quelle mesure la nature et l'état des tissus modifient l'effet atténuant, car dans ces questions il faut, comme toujours en bactériologie, considérer non seulement le microbe, mais aussi le terrain.

VIII

ATTÉNUATION PAR LES PRODUITS MICROBIENS

On sait que l'urine et la bile sont des poisons pour les animaux qui les ont produits. On s'est demandé s'il en était de même pour les micro-organismes inférieurs, et la réponse a été affirmative. Ils vivent difficilement plusieurs dans un même milieu. Il s'établit alors une sorte de lutte, une vraie concurrence vitale analogue à celle que le génie de Darwin a révélée pour les animaux supérieurs.

Un milieu, ayant déjà servi à la culture d'un microbe, est également impropre à celle d'un microbe différent. C'est que le précédent avait fabriqué des produits toxiques, qui ont empêché le développement du second. Là où le problème devient obscur, c'est quand on cherche pourquoi les microbes rendent leur milieu de culture plus ou moins impropre à celle des autres, pourquoi certains sont très sensibles à ces adultérations, les autres peu.

Babès (*Journal des connaissances médicales*, oct. 1885, et son ouvrage sur les *Bactéries*), Garré (*Correspondzbl. f. delw Aerzte*, 1887, et *Ann. Inst. Pasteur*, 1888), de Frendenreich (*Ann. Inst. Pasteur*, 1888) ont bien étudié ces différences.

Zagari (*Giorn. internaz. del. sc. med.*, 1887), en cultivant le charbon dans un milieu où avait déjà vécu le vibrion cholérique, l'a atténué au point de pouvoir vacciner le cobaye.

Pavone (*Ann. Inst. Pasteur*, 1888) a obtenu le même fait en remplaçant le vibrion cholérique par le bacille typhique. L'atténuation était héréditaire.

Enfin, MM. Charrin et Guignard ont étudié (Soc. de Biologie et Acad. des sciences, 1890; *Arch. de physiologie*, oct. 1891) l'action des produits volatils du pyocianique, celle de ses produits insolubles dans l'alcool, et solubles dans ce même liquide sur la bactéridie charbonneuse et sur le bacille pyocyanique.

Ils ont constaté que le développement de ces microbes est entravé par les produits ci-dessus, quoique cette action soit inégale. Les matières insolubles dans l'alcool ont un pouvoir plus faible que les corps volatils, et ces corps volatils sont, de leur côté, moins actifs que les principes solubles dans l'alcool.

On a atténué les microbes non seulement par les produits de la vie microbienne, mais par ceux de la putréfaction.

D'après *Falk* (*Berlin. Klin. Woch*, 1884) et Wœlsch (*Beit. z. pathol. Anat.*, t. II), il en serait ainsi du microbe de la tuberculose. Il n'occasionnerait alors chez le cobaye qu'un trouble local. Il faut dire d'ailleurs que, pour le bacille de Koch, les résultats ont été contradictoires. D'après Baumgarten, Fischer, Falk, Voma, il serait peu résistant. D'après Schill et Fischer, Koch, Wesener, Galtier, Cadéac et Malet, il le serait beaucoup. Duclaux a expliqué cette discordance par l'existence de plusieurs putréfactions.

On a constaté également l'influence considérable que l'âge de la culture exerce sur sa virulence. Cela tient à la présence de ces toxines qui, agissant vraisemblablement comme des antiseptiques, diminuent la vitalité des germes. Mais ici, plus encore que pour les antiseptiques, le problème de l'atténuation nous échappe, car ces toxines sont des corps dont la complexité, la multiplicité, et l'infime quantité ont défié l'analyse chimique la plus délicate et la plus exercée.

IX

ATTÉNUATION PAR LA CULTURE

Parfois, l'agent virulent se cultive bien et cependant on le voit s'atténuer progressivement. Nous allons en donner quelques exemples.

Chauveau, expérimentant sur le microbe de la septicémie puerpérale, le vit s'atténuer dès la troisième génération. C'est ce qu'ont remarqué aussi Arloing (*Lyon médical*, août 1884), et Truchot (*Thèse de Lyon*, 1884), en le semant dans du bouillon de poulet.

Gamaléia prétend que la culture dans les milieux ordinaires atténue le vibrion cholérique. Il le rend virulent en le faisant passer à travers le pigeon (Accadémie des Sciences, août 1888). Lœwenthal emploie pour cela un bouillon artificiel spécial (*Semaine médicale*, 1888).

Legrain a vu (Soc. de biologie, 21 avril 1888) qu'un microbe, faisant des septicémies chez la grenouille, était diversement virulent suivant les milieux. C'est sur la pomme de terre qu'il l'était le plus.

Foa et *Bordonni-Uffreduzzi* ont atténué graduellement (*Arch. ital. de biologie*, t. IX) par la culture en série le diplococcus capsulatus, qu'ils avaient isolé dans une méningite cérébro-spinale. A mesure que cette atténuation se poursuit, le microbe devient plus facilement cultivable. C'est ce que ces auteurs ont également remarqué pour le bacille de la lèpre (*Zeitschrift f. Hygiene*, 1887).

Ce fait semblerait légitimer cette hypothèse que le bouillon de culture est un milieu non vivant, où le microbe s'accoutume à vivre en saprophyte.

D'autre part, on pourrait supposer qu'il agit par son insuffisance de matériaux nutritifs.

La qualité elle-même des aliments influe sur la vitalité du microbe, ainsi que l'ont montré *MM. Charrin* et *Dissart* pour le pyocyanique (Société de biologie, 1893).

Dans quelle limite exacte agissent ces diverses influences? On le voit, l'étude des variations de composition du milieu est encore trop complexe pour qu'on puisse apporter à son éclaircissement une notion bien définie.

X

ATTÉNUATION PAR DES CAUSES DIVERSES

Avant de clore ce chapitre, nous rappellerons encore les recherches de *MM. d'Arsonval* et *Charrin* (Académie des Sciences, 15 janv. 1894), qui montrent bien comment la plupart des agents, que nous venons de passer en revue, interviennent dans la nature.

Ils avaient déjà fait connaître (Biologie, 1893) l'action de l'électricité, des courants à haute fréquence, de la pression sous acide carbonique, et de l'ozone dépourvu de tout élément nitreux.

Dans leur note à l'Académie, ils ont montré que le spectre du soleil et celui de l'arc voltaïque diminuent, au bout de quelques instants, le pouvoir chromogène du pyocyanique. De même, le froid atténue les qualités pigmentaires de ce microbe. Mais, pour les anéantir, il faut recourir à des températures très basses. Alors, le germe présente des formes anormales : tantôt il s'allonge, tantôt il est ovoïde. Ils ont vu également que le froid modifie non seulement le milieu, mais le milieu de culture.

Au début de l'étude des méthodes d'atténuation, nous avons vu que le passage à travers certains organismes pouvait modifier l'activité de certains microbes. Or, ce fait a lieu constamment dans la nature. Nous savons aussi l'influence de la dessiccation, des antiseptiques, etc., conditions que nous offre encore le monde extérieur. Aussi, nous est-il permis de croire que si une même maladie se présente chez divers individus avec des degrés divers d'aspect et de gravité, cela peut tenir non seulement à l'influence du terrain, mais aussi à l'atténuation naturelle plus ou moins grande de l'agent virulent.

Quant à l'atténuation artificielle que nous avons longuement étudiée, nous pouvons conclure qu'elle se divise en trois méthodes : 1° atténuation brusque par exposition du virus à diverses actions physico-chimiques ; 2° atténuation lente par sa culture *in vitro* dans des conditions particulières ; 3° passages successifs à travers un organisme réfractaire ou peu sensible. Ce sont surtout les deux premières qui ont une réelle importance pratique.

Dans ces deux catégories même, tous les modes d'atténuation que nous avons indiqués n'ont pas une valeur comparable. La susceptibilité plus ou moins grande d'un virus déterminé pour tel ou tel agent physico-chimique nous met dans l'impossibilité de fixer une règle absolue. Néanmoins, on peut dire que les meilleurs procédés sont ceux qui permettent un dosage approximatif. C'est ainsi que, pratiquement, il faut rejeter le vieillissement des cultures, la dessiccation, la lumière solaire, l'action d'un bouillon ayant déjà servi à une culture. Il ne reste, en somme, que les antiseptiques, l'oxygène, et surtout la chaleur, qui est le procédé de choix.

Jetant maintenant un coup d'œil d'ensemble sur l'atténuation, nous voyons que la *virulence* n'est pas une propriété fixe et absolue. Elle varie avec les diverses conditions de vie du microbe dans les limites les plus larges.

C'est ainsi que nous avons vu des virus s'atténuer pour certains animaux, s'exalter pour d'autres. Il n'y a vraiment là qu'une atténuation relative, ainsi que le fait remarquer M. Rodet, dans le mémoire déjà cité. Il importe d'en distinguer l'atténuation absolue, qui s'obtient par les deux premières méthodes.

L'ordre de réceptivité des animaux pour un virus est le même pour le virus atténué que pour le virus normal. On n'observe dans le premier cas que des différences de réceptivité plus grandes, qui peuvent varier elles-mêmes suivant le procédé d'atténuation employé.

Considérée, non plus au point de vue de la réceptivité de l'animal, mais au point de vue du virus lui-même, l'atténuation est dite individuelle, lorsque les germes ne la transmettent pas à ceux auxquels ils donnent naissance, héréditaire lorsqu'ils la leur transmettent. La première se présente, lorsqu'ils ont été soumis à l'influence brutale d'un agent physico-chimique. Mais, comme l'a établi M. Chauveau, si cet agent vient les modifier pendant qu'ils poursuivent leur évolution, soit dans un organisme, soit mieux encore dans une culture *in vitro,* alors l'atténuation devient héréditaire.

Donc, le fait qu'un microbe recouvre sa virulence après une action atténuante ne prouve nullement qu'il n'était pas atténué. L'atténuation peut n'avoir été qu'individuelle. L'instabilité de cette sorte d'atténuation la rend par cela même inféconde et inférieure à l'atténuation héréditaire. Pourtant, cette dernière elle-même n'est pas absolue, puisqu'on peut rendre la virulence du microbe en le faisant passer à travers un animal sensible. Par exemple, le choléra des poules est, après atténuation, exalté par les petits oiseaux, et, d'après Gamaléia, par le lapin ; le charbon par le cobaye nouveau-né; la rage par le lapin ; le vibrion cholérique et le vibrio Metschnikovi par le pigeon (Gamaléia, Académie des sciences, août 1888) ; la pneumonie par le lapin (Gamaléia, *Ann. Inst. Pasteur*, 1888).

Cette tendance du virus atténué à reprendre sa virulence normale prouve bien que l'atténuation n'est qu'un phénomène passager, factice, anormal. Nous en avons encore des preuves dans ces faits qu'il est moins résistant aux diverses influences atténuantes, qu'il végète moins bien ou que sa forme change. Le bacillus anthracis, même à l'état de spores, est plus sensible à la chaleur lorsqu'il a déjà été atténué par le chauffage. Il en est de même du vieillissement. D'après Chamberland et Roux, d'après Gamaléia, le charbon ne donne plus de spores lorsqu'il a été atténué par le bichromate de potasse. D'après Arloing, la lumière ralentit sa végétation, d'autant plus que son action a été plus longue. MM. Charrin et Guignard surtout, ont montré, en 1887, combien le polymorphisme du pyocyanique pouvait être facilement déterminé par l'addition à sa culture d'antiseptiques divers : naphtol β, alcool à 4 p. 100, bichromate de potasse à 0,015 p. 100, acide borique à 0,6 p. 100 ou à 0,7 p. 100, créosote à 0,10 p. 100. Ils ont vu le microbe tantôt s'allonger, tantôt se segmenter, tantôt s'enrouler en spirille, tantôt prendre la forme d'un microcoque. Le transport dans un milieu normal lui redonne sa forme ordinaire.

De même que pour la virulence, le procédé d'atténuation influe plus ou moins sur le défaut de résistance, la végétabilité et la forme du microbe.

D'après *Wassering* (*Ann. Inst. Pasteur*, 1887), ces propriétés peuvent, comme l'atténuation, être individuelles et passagères, ou héréditaires et permanentes, suivant les conditions d'action de la cause atténuante.

En un mot, un microbe atténué est un microbe anormal. Seul, le cas où un microbe s'atténue pour une espèce, en s'exaltant pour une autre, autorise à supposer qu'il a subi alors une adaptation. Il en est peut-être de même de celui où il s'atténue par le seul fait de la culture, par accoutumance à la vie de saprophyte

L'atténuation diminue le pouvoir morbide du microbe, soit qu'elle allonge la durée de la maladie, soit qu'elle réduise la mortalité, soit qu'elle rende les accidents bénins, soit qu'elle produise des lésions chroniques. Parfois, il ne se forme qu'une lésion locale. Par exemple, le charbon atténué ne détermine chez le cobaye que de l'œdème. Le microbe de la pneumonie, normal, fait de la septicémie chez le lapin; atténué, il fait de la pneumonie. D'après Cornil et Chantemesse, le microbe de la pneumo-entérite des porcs, après atténuation, ne détermine chez le cobaye que des abcès.

La modification la plus intéressante, apportée par l'atténuation, est la création du pouvoir vaccinal. L'intensité de ce pouvoir varie elle-même avec le degré d'atténuation. Il n'existe qu'à la condition qu'elle ne sera pas poussée trop loin. Il semble en quelque sorte que le pouvoir vaccinal dépende de la virulence de la culture. Un fait découvert par Chauveau semblerait contredire cette proposition. D'après ce savant, en effet, on peut immuniser le mouton contre le charbon, en lui inoculant une culture de ce microbe atténué par l'oxygène sous pression. Or, dans ces conditions, la culture est inactive sur le lapin. Il est à croire que cette exception tient au procédé d'atténuation employé.

La vaccination antirabique, également, est d'autant plus facile que les inoculations sont plus virulentes. Mais cela ne veut pas dire qu'on ne puisse l'obtenir par injection de moelles très atténuées. Burdach et Roux, ont pu, au contraire, y arriver.

Il faut ajouter qu'en général les inoculations sont d'autant plus efficaces et moins nuisibles qu'elles sont répétées à des degrés croissants de virulence. C'est qui fait le fond de la méthode antirabique de Pasteur. Néanmoins, contre le sang de rate, le charbon symptomatique, le rouget, il n'avait employé que deux vaccins. Contre le charbon, Chauveau ne s'est servi que d'un seul.

De plus, l'injection d'une grande quantité de virus augmente son pouvoir vaccinal. C'est ce que MM. Chamberland et Roux ont vu pour le charbon, M. Ferran, pour la rage.

X

VACCINATION CONTRE UN VIRUS PAR UN AUTRE

S'il est vrai que la variole et la vaccine constituent deux infections différentes, il faudra placer dans ce chapitre le fait de la vaccination ordinaire contre la variole par la vaccine.

Pasteur, le premier, a pu empêcher la poule refroidie de contracter le charbon, en lui inoculant le choléra des poules atténué.

Toussaint a ensuite vacciné contre ce choléra par le microbe de la septicémie des lapins; mais peut-être les agents de ces deux injections sont-ils identiques.

En 1886 et 1887, *Emmerich* a empêché l'infection charbonneuse chez le lapin, en lui inoculant sous la peau et mieux dans les veines le microbe de l'érysipèle avant ou après l'inoculation de charbon. *Pawlowsky* n'a réussi à produire l'immunité contre le charbon (*Virch. Arch.*, 1887) qu'en inoculant le staphylococcus pyogenes, ou le pneumo-bacille de Friedlænder en même temps que le charbon ou peu après.

Zagari (*Giorn. internaz. del sc. med.*, 1887) a confirmé les travaux de Emmerich, non seulement pour le lapin, mais pour le cobaye, et a obtenu l'immunisation de ce dernier animal contre le charbon en lui inoculant à plusieurs reprises le rouget des porcs.

De même, *Gamaléia* a vacciné le pigeon contre le vibrion cholérique de Koch au moyen du vibrio Metschnikovi.

On a prétendu aussi que des microbes pouvaient modifier les *lésions* produites par d'autres. Par exemple, *Cantini* a signalé l'influence favorable de l'inhalation de bactérium thermo sur les lésions tuberculeuses (*Centr. f. d. medic. Wissensch.*, 1884), *Fehleisen* celle du microbe de l'érysipèle sur le lupus (*Ann. Inst. Pasteur*, 1884, *Revue de*

Wasserzug), *Neumann* celle de ce même microbe sur les lésions syphilitiques (*Soc. imp. der med. de Vienne*, 1888).

Quelle est la nature de cette vaccination contre un microbe par un autre ? Il est probable que, dans ce cas, le premier a affaibli la résistance de l'organisme contre le second, et qu'il ne faut pas invoquer un antagonisme, une concurrence vitale entre les deux germes.

XII

VACCINATION CHIMIQUE

Le microbe fait ce que font ses produits. Il était donc naturel de penser que l'immunité, que l'on avait réussi à créer par son injection, pourrait se produire aussi par l'inoculation des sécrétions toxiques. Cette idée a été mise en lumière par l'école lyonnaise. C'est Chauveau qui, le premier, l'a émise, lorsqu'il découvrit la transmission de l'immunité charbonneuse de la mère au fœtus. Malgré l'opinion de Straus et Chamberland, de Perroncito, Chauveau a de nouveau affirmé le fait en 1888 (Acad. des sciences, et *Ann. Inst. Pasteur*), et soutenu que le charbon ne traverse jamais le placenta de la brebis, alors pourtant que le fœtus est toujours immunisé.

Cienkowski n'a observé (*Centr. f. Bakter.*, 1888) cette transmission d'immunité que 78 fois sur 100.

Pour prouver la possibilité de la vaccination par les produits solubles, il était nécessaire d'expérimenter sur eux isolément. C'est ce que tenta pour la première fois Toussaint pour la vaccination anticharbonneuse.

Cette tentative fut mal accueillie tout d'abord par l'école de Pasteur, qui la combattit vivement. Chamberland et Roux objectèrent à Toussaint qu'il n'avait pas employé des moyens suffisants pour éliminer les bacilles. Néanmoins, ils durent reconnaitre, comme lui, que l'immunité contre le charbon peut être conférée par ses substances solubles. Mais ce dernier travail n'a été publié qu'en 1888, dans les *Annales de l'Institut Pasteur*. Le chauffage du sang charbonneux à 115°, ne donne qu'une immunité incomplète. Si, au contraire, on chauffe le sérum à 55°, comme le faisait Toussaint ou mieux encore à 58°, 1 heure par jour, durant 4 ou 5 jours, son injection hypodermique immunise les moutons à la dose de 70, 80, 100 centimètres cubes, suivant les individus.

Avant Roux et Chamberland, Wooldridge avait déjà publié (*Semaine médicale*, mai 1887) que les cultures de charbon, bouillies, conféraient au lapin l'état réfractaire contre ce microbe. Il opérait ces cultures dans une macération de thymus.

On se rappelle les discussions que souleva, il n'y a pas longtemps, la découverte du pouvoir vaccinal des produits solubles du bacille cholérique par le savant espagnol M. Ferran. Il reconnut, d'abord, que l'injection sous-cutanée d'une faible quantité de culture pure confère l'immunité. Opérant ensuite sur des cultures chauffées à 95°, il leur trouva la même propriété. Il soutint même avoir isolé leur principe actif cristallisé, et avoir isolé avec lui.

Les travaux de M. Ferran étaient accueillis avec la plus grande incrédulité, lorsque Gamaléia communiqua ses recherches à l'Académie des sciences (août 1888). D'après lui, le bacille virgule est atténué dans les cultures. Il lui redonna sa virulence en lui faisant traverser le pigeon. Il obtint ainsi des cultures qu'il priva de tout germe par le chauffage, et l'injecta au pigeon pour l'immuniser contre le choléra. Ayant réussi, il établit sa méthode de vaccination anticholérique.

Déjà, en 1885 (*Rap. of the commiss. of Agric.*) (Voir aussi 1886, A. Salmon et Smith, Congrès de Washington), Salmon prétendait avoir immunisé les pigeons contre le *hog cholera*, en leur injectant même $0^{cc},5$ d'une culture chauffée à 58-60°. La méthode ne réussit pas pour le porc.

Il faut aussi rappeler le fait, découvert par M. Charrin (Acad. des sciences, oct. 1887), de l'immunisation du lapin contre le pyocyanique par ses cultures filtrées. Bouchard obtint cette immunisation (Biologie, 1888) avec l'urine filtrée des lapins infectés. Charrin et Ruffer (Biologie, oct. 1888) avec l'urine des lapins intoxiqués par la culture filtrée. Le 16 février 1889, à la Société de Biologie, Charrin et Ruffer ont aussi montré que le sang de ces lapins est doué du pouvoir vaccinal.

Cependant, c'est le travail de Chamberland et Roux sur la vaccination contre la septicémie par les produits solubles du vibrion septique (*Ann. Inst. Pasteur*, 1887), qui a eu le plus grand éclat. L'injection intra-péritonéale des cultures, chauffées à 105-110°, ou filtrées sur porcelaine, leur a permis de conférer une immunité plus ou moins grande, suivant la dose injectée.

Roux est arrivé au même résultat pour le charbon symptomatique (*Ann. Inst. Past.*, 1888); Chantemesse et Widal (Société de Biologie, mars 1888) pour le bacille typhique.

Il faut aussi rappeler ici l'opinion de Pasteur, sur la matière vaccinale du virus rapide. Il pense que certaines particularités de la vaccination antirabique ne peuvent s'expliquer que par l'action des produits solubles; telle la possibilité de la vaccination contre une inoculation ultérieure, et même antérieure à celle du virus rabique, et ce fait vérifié par Burdach (*Ann. Inst. Past.*, 1888) qu'une dose moyenne de ce virus a plus d'effet qu'une très forte dose.

Néanmoins, tant qu'on n'aura pas expérimenté sur les produits solubles seuls, on ne pourra conclure à rien de définitif sur ce chapitre.

En fin de compte, on voit que si l'infection microbienne se réduit, comme l'a montré l'école de Bouchard, à une véritable intoxication, c'est aussi par un processus chimique qu'il faut expliquer la vaccination.

Peut-être même, lorsque l'étude chimique de ces produits solubles sera plus avancée, sera-t-il possible d'en isoler certains qui, à eux seuls, pourront conférer l'immunité. Alors, cette thérapeutique vaccinale cessera d'être le privilège du laboratoire, et rentrera dans le domaine pharmaceutique.

Cette opinion, d'ailleurs, qu'on pourrait croire fantaisiste, ne l'est pas, si on se rappelle les succès obtenus par certains auteurs dans la vaccination par des substances chimiques définies, distinctes des produits solubles microbiens.

Le travail le plus curieux en cette matière, presque encore inexpliquée, est celui que communiqua Peyraud, le 21 novembre 1887, à l'Académie des Sciences, et dont il continua la publication à l'Académie de médecine (avril 1888) et à la Société de biologie (avril 1888).

Ayant trouvé que la tanaisie donne aux lapins un certain nombre de symptômes analogues à ceux de la rage (rage tanacétique ou similirage), il chercha si l'essence de cette plante ne serait pas susceptible de vacciner contre le virus rabique.

D'après Gohier et Bouley, Raymond et Arthaud,

les animaux ayant ingéré du tanin se putréfieraient moins vite.

L'action que ces deux derniers auteurs avaient trouvée pour le tanin vis-à-vis du bacille de la tuberculose a été retrouvée par Gosselin (*Etudes sur la tuberculose* de Verneuil) pour l'iodoforme. D'après Cavagnis (*ibidem*), le traitement des animaux par de l'iodure de potassium les empêcherait ainsi de devenir tuberculeux. Behring a signalé également (*Deut. medic. Woch.*, 1887) l'action préservatrice de hautes doses de sels d'argent contre le charbon.

Etant donné l'insuffisance des résultats, on n'a pas le droit d'assimiler ces propriétés préventives à l'action vaccinale des microbes et de leurs produits. Les faits bien connus de mithridatisme autorisent à penser que ces phénomènes peuvent s'expliquer par une accoutumance. Peut-être aussi, y aurait-il action médicamenteuse pure et simple. Avant de rien dire, il faudrait connaître plus intimement le mécanisme de la vaccination. Nous allons voir que les théories sont nombreuses, et que le moment n'est pas encore venu d'ériger une doctrine complète.

L'expérience, paraît-il, confirma son idée. D'après Peyraud, le chloral produit le même effet que l'essence de tanaisie, lorsqu'on donne la rage, mais non avant.

Depuis longtemps déjà, on avait espéré découvrir contre les maladies infectieuses des *médications préventives*, uniquement basées sur l'emploi de corps chimiques purs. Bien que les tentatives dans ce sens n'aient pas donné de résultats positifs nous les énumérerons cependant.

D'après Bouley (*Revue scientifique*, 14 juillet 1883), Polli préconisait les *sulfites alcalins* dans le traitement préventif des infections.

Buchner a songé à l'arsenic dans le même but (*Die Erziehung von Immunitat*, 1883).

Raymond et Arthaud prétendent (*Etudes sur la tuberculose*, de Verneuil), que les lapins avalant chaque jour du tanin sont indemnes de tuberculose. Le même fait a été affirmé par Ceccherelli (Soc. ital. chir., 1888).

D'après Bouley encore, Von Froschauer aurait empêché le développement de la clavelée et de la septicémie des souris par l'inhalation préalable d'hydrogène sulfuré.

Toutes ces affirmations ont été controuvées et informées par l'observation consciencieuse des cliniciens et des expérimentateurs.

THÉORIES DE LA VACCINATION

Elles sont nombreuses. On a donné celles de l'épuisement, de la matière ajoutée, de l'accoutumance, de la chimiotaxie, de la phagocytose, de l'état microbicide des humeurs, de l'obstruction des toxines, du pouvoir antitoxique, etc. Toutes renferment évidemment une part de vérité ; mais on ne saurait adopter exclusivement l'une plutôt que l'autre.

I

On a supposé d'abord que l'immunité est le résultat de l'introduction des produits microbiens. Klebs avait le premier émis cette idée, et, ainsi que nous l'avons vu, elle est bien démontrée par Chauveau, Toussaint, Salmon et Smith, Charrin, Roux et Chamberland, etc.

Les matières vaccinantes, que produit le microbe dans les cultures, se forment-elles aussi dans le corps des animaux, dans le sang? Une réponse affirmative a été donnée à cette question par les expériences de Bouchard, démontrant le passage de ces matières dans l'urine des lapins atteints de maladie pyocyanique; en effet, il a pu le vacciner par l'inoculation de leurs urines stérilisées. Pour l'œdème malin, on a également démontré le pouvoir vaccinal de sa sérosité; Behring et Kitasato ont fait de même pour les humeurs des animaux diphtéritiques.

Restait à prouver que les substances vaccinantes existent dans le sang. C'est ce qu'ont réalisé Charrin et Ruffer. Ainsi, les microbes fabriquent au sein de l'organisme des substances vaccinantes. Mais comment agissent-elles sur les microbes qu'on introduit ensuite? Jouent-elles le rôle d'un antiseptique, empêchant leur développement? Charrin ne le pense pas, car, en culture, la diminution de la vitalité du microbe tient à la présence de substances empêchantes, et à la diminution des principes nutritifs.

Or, dans l'organisme, la respiration et l'alimentation rétablissent rapidement ces principes, et, d'autre part, les substances empêchantes s'éliminent par l'urine, au point que Ruffer et Charrin ne l'y ont plus trouvée après le quatorzième jour.

De plus, le chauffage n'enlève pas aux cultures leur effet vaccinal, et cependant elle détruit le pouvoir bactéricide.

II

Donc, la vaccination ne résulte pas de la simple action de présence des toxines vaccinantes.

On a supposé ensuite que l'injection du virus enlève à l'organisme des principes indispensables à la vie du microbe. Il détermine un épuisement du milieu qui empêche son développement. Mais, outre que la démonstration de la destruction de ces principes par les toxines n'a pas été donnée, il est probable que le circulus vital est capable de les reproduire.

Par conséquent, la théorie de l'addition de la substance empêchante est aussi incomplète que celle de la substance ajoutée. Avec elle, l'hérédité devient inexplicable, car il faut admettre le transport de ces substances par les éléments générateurs.

D'ailleurs, si les produits solubles microbiens agissaient à la façon des antiseptiques, ils vaccineraient dès le moment de leur inoculation. Or, on sait que la vaccination n'existe qu'après une période d'incubation plus ou moins longue.

III

La théorie de l'épuisement se rattache à la théorie localistique, aujourd'hui abandonnée, de Eichorst, Buchner, Wolff, etc., d'après laquelle les microbes ne peuvent se développer que dans certains endroits de l'organisme. Lorsqu'ils ont disparu, lorsqu'ils sont épuisés, ils sont incapables d'y évoluer de nouveau. Il en résulte, en somme, l'immunité locale.

Le fait de cette immunité, bien évident pour l'érysipèle, qui s'atténue à mesure qu'il récidive, a donné naissance à une nouvelle théorie, celle de l'accoutumance ; l'injection de doses répétées de produits solubles créerait progressivement l'insensibilité de l'organisme, comme on le savait pour la morphine, pour l'arsenic, etc., comme Kauffmann l'a mis en évidence pour les venins. On sait aussi que plus un animal résiste au microbe, plus il résiste à ses toxines seules. Tel est le cas du vibrion de Metchnikoff, pour le cobaye, ainsi que l'a constaté Gamaleia (*Ann. Inst. Pasteur*, 1889-90). D'autre part, il a prouvé que plus l'accoutumance est facile, plus la vaccination est facile.

Charrin et Gamaléia ont repris la question pour le pyocianique (Société de biol., 24 mai 1890), et ont conclu que les animaux réfractaires présentent vis-à-vis des cultures stérilisées à peu près la même résistance que les témoins.

IV

D'autres auteurs ont invoqué pour expliquer la vaccination, le phénomène de la chimiotaxie, que nous avons déjà fait connaître dans le premier chapitre. On sait que la diapédèse, qui se produit à la suite de l'inoculation d'un microbe sous la peau, est plus intense chez le vacciné. On a supposé alors que, chez lui, les leucocytes étant déjà accoutumés aux produits microbiens, sont moins repoussés par eux, ou plus attirés. Les constatations faites par Charrin pour le bacille pyocyanique, n'ont pas vérifié cette interprétation du phénomène.

Nous avons, dans le chapitre de l'*Immunité naturelle*, longuement insisté sur la phagocytose et le pouvoir bactéricide des humeurs. On a directement constaté que l'une et l'autre augmentent chez le vacciné.

Charrin et Gley ont également démontré (Société de biologie, novembre 1893) que chez lui, la suppression des actions vaso-motrices par paralysie des centres vaso-moteurs se produit, comme chez le non-vacciné, à la suite de l'injection des produits solubles du bacille pyocyanique.

D'après Charrin, l'immunité ne tiendrait pas à une accoutumance, mais à ce que chez les vaccinés les microbes se développent mal et ne peuvent sécréter leurs toxines en quantité suffisante.

V

Il est une dernière théorie, qui a été, pour la

première fois développée par Behring, et qui attribue la vaccination à la formation dans les humeurs de protéides défensives, qu'on a nommés *antitoxines*. C'est de ce processus que nous allons nous occuper.

CHAPITRE III

IMMUNISATION

I

L'histoire de ce processus est intimement liée à celle de la sérumthérapie. On avait cherché autrefois à créer l'immunité en injectant à l'animal le microorganisme pathogène lui-même; plus tard, on a tenté l'immunisation en injectant à l'animal des doses progressives de produits solubles sécrétés par ce même microorganisme, ou bien en inoculant du sérum provenant d'un animal préalablement immunisé. C'est en cela que consiste toute la différence qui existe entre la vaccination et l'immunisation, différence qui est essentielle et qu'on confond trop souvent. La vaccination ne peut que prévenir l'infection. L'immunisation est capable de la guérir. La substance vaccinante est impuissante sur le microbe et ses produits; la substance immunisante a la remarquable propriété, lorsqu'elle est mélangée à eux, d'en déterminer la destruction chimique. Enfin, la réaction vis-à-vis de la chaleur et des corps chimiques n'est pas la même pour la protéide défensive que pour le vaccin chimique.

Par la vaccination, on fait produire à l'animal lui-même les matières empêchantes qui devront entraver le développement du microbe. Dans l'immunisation, on lui injecte celles qu'a fabriquées un autre organisme. Nous avons dans ce dernier un véritable remède.

II

Si nous insistons tant à marquer la nuance de ces deux méthodes, c'est qu'il s'agit là de recherches toutes nouvelles et bien originales qui doivent être distinguées de celles poursuivies précédemment. Sans doute, les expérimentateurs anciens ont pour ainsi dire deviné l'action immunisante du sérum, lorsqu'ils ont conseillé de saigner à blanc les cachectiques, de leur enlever tout le sang *vicié* et d'introduire dans leurs veines un sang provenant d'un organisme sain. On avait observé aussi un certain antagonisme entre les maladies infectieuses qui se gênaient mutuellement dans leur évolution et dont l'une pouvait devenir curative pour l'autre. Dans cet ordre d'idées Felheisen a cité, en 1880, un cas bien remarquable d'une femme atteinte d'un cancer du sein, malade qui fut opérée successivement trois fois, et dont la récidive s'effectua très rapidement. A la troisième récidive un érysipèle envahit la plaie cicatricielle du sein amputé et cette nouvelle invasion fut salutaire pour la malade dont le carcinome ne récidiva plus.

Le même savant observa d'autres cas de cancer compliqués d'érysipèle, avec un succès relatif, mais moindre que celui rapporté précédemment. Emmerich ne conclut pas moins qu'il faudrait se servir du sérum provenant d'animaux immunisés avec du streptocoque de Felheisen pour traiter et guérir (?) des cancéreux, les toxines du streptocoque de l'érysipèle agissant contre la carcinose.

III

Le 2 mars 1889, Richet et Héricourt annoncèrent à la Société de biologie que la transfusion intra-péritonéale du sang de chien, ralentit chez le lapin l'évolution de la tuberculose aviaire ou bovine.

Vers la même époque, Behring et Vernicke firent une communication de la plus haute importance à cause de la précision de la méthode qu'ils fixèrent définitivement. Ces expérimentateurs, immunisèrent, dès cette époque, contre le tétanos et la diphtérie par l'inoculation des produits solubles étendus d'une solution de trichlorure d'iode.

Le 31 mars et le 7 juin 1890, Bouchard et

Charrin communiquèrent ce fait que non seulement le sang, mais encore le sérum de chien augmentent la résistance du lapin au bacille pyocyanique.

La même année, je fis connaître par des communications faites successivement à la Société de thérapeutique et à la Société clinique des praticiens que la transfusion de sang de chèvre fait directement à un lapin ou à un cobaye immunisait contre la tuberculose. J'avais également pratiqué un grand nombre de transfusions pratiquées directement de la chèvre à l'homme et j'ai communiqué au Congrès de la tuberculose une série de cas où cette méthode thérapeutique avait donné chez les phtisiques d'excellents résultats.

Courmont et Dor ont également cherché l'immunisation tuberculeuse et l'ont obtenue chez un petit nombre d'animaux. Toutefois, ils n'ont pas appliqué cliniquement cette méthode et ils ne parlent guère, à cette époque du moins, de sérumthérapie chez les phtisiques. Leurs tentatives scientifiques ne méritent pas moins d'être signalées, d'autant plus que l'immunisation a été obtenue par la méthode de Behring, c'est-à-dire par l'inoculation de toxines.

IV

En Allemagne, Behring constate que la souris résiste davantage au charbon, lorsqu'on lui injecte du sérum de rat, qui y est moins sensible, et Jasuhara que le sérum de chien et de grenouille immunise la souris contre le charbon, et que celui de poule la préserve du microbe de la septicémie des souris.

Behring annonce ensuite que le sérum de rat favorise la résistance du cobaye au bacille diphtérique.

Cette action antiseptique du sérum réfractaire s'exerce même *in vitro*. C'est ainsi que celui de grenouille et de pigeon atténue ou détruit le charbon, celui de chien la même bactérie, celui de rat le virus diphtéritique.

Etant donné cette propriété préventive du sang de réfractaire, il était naturel de voir si elle appartiendrait aux animaux artificiellement immunisés. Behring et Kitasato ont été les premiers à affirmer ce fait pour le tétanos (*Deut. med. Woch.*, 1890). Ils ont montré que la souris, si sensible au poison tétanique, cesse de l'être lorsqu'on injecte le mélange de ce poison avec le sérum du sang des lapins vaccinés. De plus, ce pouvoir antitoxique se manifeste non seulement *in vitro*, mais même dans l'organisme.

Tizzoni et Cattani ont confirmé les résultats de ces auteurs (*Centr. f. Bact.*, t. XIX) pour le sérum de chien et de pigeon.

Vaillard put aussi vacciner, mais non guérir (Soc. de biolog., 21 fév. 1891), et constata la grande variabilité du pouvoir antitoxique. Il trouva, de plus, que la rate et l'humeur aqueuse des vaccinés ne possèdent pas ce pouvoir.

Kitasato a été le premier à tenter la guérison de l'homme tétanique par le sérum du lapin vacciné. Employant des doses trop faibles, il n'a pu réussir.

Tizzoni et Cattani ont obtenu de meilleurs résultats par l'emploi de l'antitétanine du sérum de chien vacciné.

En 1890, dans la *Deut. med. Woch.*, Behring a répété pour la diphtérie ce qu'il avait fait pour le tétanos. Il constata, vis-à-vis du virus diphtéritique, le pouvoir antitoxique du sérum du cobaye immunisé. En 1891, avec Kitasato, il étendit le même fait (*Deut. med. Woch.*) au lapin et au mouton.

C'est alors que des essais thérapeutiques furent entrepris par divers auteurs, en particulier par Aronson (*Berlin. Klin. Woch.*, 19 juin 1893), Kossel (*Deut. med. Woch.*, 1893) pour le traitement de la diphtérie.

En France, des résultats analogues étaient poursuivis par Roux, qui, utilisant avec Nocard le sérum de cheval, a pu arriver à l'hôpital des Enfants Malades à établir la méthode définitive.

On sait qu'il fit sa première communication en septembre 1894, au Congrès de Budapest.

Depuis, ce mode de traitement a été l'objet des

plus vives attaques en Allemagne, en particulier de la part de Hansemann, un assistant de Virchow, à la Société médicale de Berlin.

En France, on a signalé à la Société médicale des hôpitaux chez les diphtériques traités par le sérum immunisé quelques accidents généraux, tels que l'élévation de la température jusqu'à 40°, urticaire, érythème polymorphe, arthropathies, délire, vomissements, dyspnée, purpura abdominal ou généralisé, néphrite (?) et au point d'inoculation, un abcès, une légère sensibilité et un œdème fugace ; nous décrirons tous ces faits dans les chapitres spéciaux qui vont suivre.

Néanmoins, ces accidents sont de minime importance, lorsqu'on considère l'efficacité de la méthode chez le diphtérique, lorsqu'on voit deux ou trois jours après l'injection la pâleur du visage disparaître, la vivacité de l'enfant revenir, l'appétit se relever, la température s'abaisser brusquement, et surtout les membranes disparaître, et le phénomène du tirage ne plus revenir.

V

Emmerich, l'auteur de la théorie des protéides antiseptiques, a fait le premier de la sérumthérapie avec Mastbaum (*Münch. med. Woch.*, 1892) contre le rouget des porcs, et avec Fovitsky (*Münch. med. Woch.*, 2 août 1891) contre la pneumonie.

Presque en même temps que ces deux auteurs, G. et F. Klemperer établissaient (*Berl. Klin. Woch.*, 24 et 31 août 1891) la guérison de la pneumonie chez le lapin par le sérum des lapins vaccinés, et la destruction *in vitro* du poison pneumonique par ce sérum. Foa et Scabia firent de même.

Dans les *Arch. de méd. exp.* de 1892, Archaroff a confirmé les recherches des deux frères Klemperer, et récemment (*Berl. Klin. Woch.*, mai 1892) ces derniers ont donné le résultat de l'application de leur méthode au traitement de 40 cas de pneumonie chez l'homme. En France, il faut signaler sur ce sujet un travail de Momy.

La sérumthérapie de la fièvre typhoïde a été étudiée par Brieger, Kitasato et Wassermann (*Zeit. f. Hygiene*, t. XII). En France, Chantemesse et Widal ont vu que le sérum du cobaye vacciné contre le bacille typhique est doué du pouvoir antitoxique, et que le sérum des typhiques guéris est préventif pour les animaux.

Dernièrement (Société de Biologie, 1895), le Dr Legrain a tenté la sérumthérapie du typhus exanthématique.

Celle du choléra a été étudiée par Klemperer, puis par Ferran, Behring, Kitasato et Wassermann. On a dit que Behring serait en possession de l'antitoxine cholérique.

Il faut ajouter qu'en 1893, Tommasoli et Pellizzari ont prétendu avoir amélioré la syphilis par le sérum de syphilitique. Le professeur Mazza, reprenant ses expériences (*Giornale ital. della Mal. vin. e d. pelle*, fasc. 2, 1893), n'a pas obtenu de succès. Ce résultat fut plus heureux pour M. Richet et Triboulet, ainsi qu'il ressort d'une note, récemment communiquée à la Société de Biologie.

VI

D'après ce rapide historique, il est donc établi que le sérum des animaux vaccinés peut amener la guérison des maladies infectieuses. Les recherches ont été poussées dans des domaines plus larges. Ehrlich a vu le premier qu'on peut prévenir chez les souris l'intoxication par des toxalbumines végétales : abrine, ricine, en leur injectant le sérum des animaux vaccinés.

Des faits analogues ont été signalés en 1894, à la Société de Biologie, par MM. Phisalix et Bertrand, et par M. Calmette, à propos du venin des serpents.

MM. Phisalix et Bontejean ont également montré (Ac. des sciences, août 1894) que le mélange de curare et de sang de salamandre rend la grenouille réfractaire au terrible poison.

Roux, au Congrès de Budapest, ajoute une notion nouvelle à la question des sérums antitoxiques :

le traitement d'une maladie par le sérum d'une maladie différente. C'est ainsi que, comme l'a vu Calmette, le sérum antitétanique préserve contre l'action du venin. De même, le sérum d'un lapin vacciné contre la rage possède un pouvoir préventif contre le même venin. Pourtant, la réciproque n'est pas vraie, un lapin vacciné contre le venin n'est pas vacciné contre la rage. « Puisque ces sérums préventifs agissent comme des stimulants cellulaires, dit Roux, on comprend que le sérum d'un animal vacciné contre une maladie puisse être efficace contre une autre. Dans ces derniers temps, M. Duntschman a constaté que le sérum des animaux immunisés contre le charbon symptomatique agit sur le bacille de la septicémie aiguë; d'autre part, le sérum de l'homme sain, et parfois aussi celui du cheval, comme l'a montré M. Pfeiffer, ont des propriétés immunisantes très marquées contre l'infection cholérique intrapéritonéale. Il semble donc que ce pouvoir préventif du sérum contre les virus vivants ne soit pas toujours spécifique, puisqu'il se rencontre chez des animaux qui n'ont jamais éprouvé l'action du microbe contre lequel leur sang protège. Il n'y a rien là de bien surprenant, car, suivant l'expression de M. Metchnikoff, il s'agit non pas d' « anti-« toxines », mais de « stimulines », dont plusieurs seraient capables d'un même effet. »

VII

Les études sur l'immunisation et la sérumthérapie ont marché, ces derniers temps, avec une rapidité vertigineuse, et tout fait prévoir que, grâce aux progrès des connaissances bactériologiques et biologiques, grâce aussi aux résultats déjà obtenus, l'application de cette nouvelle méthode stimulera les chercheurs et que, bientôt, de nouvelles découvertes verront jour et viendront sanctionner et renforcer les résultats déjà acquis.

Nous nous étendrons amplement sur les moindres minuties de cette nouvelle méthode thérapeutique, quand nous traiterons spécialement les tentatives et les recherches qui ont été faites pour chaque maladie. Expliquons-nous, cependant, ici comment on doit procéder d'une façon générale.

Avant tout, il faut déterminer la valeur minima mortelle des toxines de chaque microorganisme pathogène pour chaque animal. Cette connaissance bien établie, on injecte d'abord à un animal des doses très petites de produits solubles, provenant d'un bouillon pur, stérilisé et passé au filtre Chamberland. Il est prudent de commencer par inoculer les toxines d'une culture peu virulente, atténuée chimiquement ou par l'âge (Behring). On habitue le sujet expérimenté à ce poison, et on augmente graduellement la dose inoculée, pour atteindre des doses énormes de toxines, provenant de bouillons plus jeunes et de plus en plus virulents. On a atteint l'immunité de l'animal lorsque l'injection de son sérum faite à un autre sujet est capable de neutraliser l'action d'une dose minima mortelle. Cet essai, qui est la meilleure pierre de touche, n'est cependant pas le seul, car on peut éprouver *in vitro* le degré d'immunisation, en ensemençant le sérum immunisé avec un virus qui ne doit pas se développer; cette preuve ne peut être réalisée pour contrôler la parfaite immunisation de toutes les maladies infectieuses. Une fois l'immunisation dûment reconnue, on saigne l'animal ainsi préparé, et on recueille le sang avec les plus grandes mesures d'asepsie et on injecte le sérum aux malades, à la dose de 5 à 20 centimètres cubes tous les jours ou tous les deux jours. Cette injection hypodermique est absolument inoffensive. Je l'ai pratiquée un nombre de fois incalculable, et je puis certifier qu'elle n'exige pas plus de mesures de précaution que toute autre injection de produits organiques.

VIII

Mais comment se forment les antitoxines? C'est là un point que Roux a cherché à élucider au dernier Congrès de Budapest où il s'est exprimé en ces termes :

« Les antitoxines sont d'autant plus abondantes dans le sang des animaux que ceux-ci ont reçu plus de toxine, d'où l'idée très naturelle qui nous était venue tout d'abord et qui est soutenue maintenant par M. Buchner, à savoir que l'antitoxine dérive de la toxine par une transformation qui se produit dans le corps. Les propriétés si semblables de la toxine et de l'antitoxine venaient à l'appui de cette supposition. De plus, quand on cesse d'injecter de la toxine aux animaux, l'antitoxine diminue peu à peu dans le sang comme si la matière d'où elle provient n'était plus renouvelée. Une conséquence de cette hypothèse, c'est que la quantité d'antitoxine dans le sang doit être en proportion de la toxine introduite. Si on saigne fréquemment les animaux immunisés sans leur injecter de nouvelle toxine, la provision d'antitoxine devra s'épuiser rapidement. Avec M. Vaillard, nous avons vu qu'il n'en est rien; on peut retirer, en très peu de temps, à un lapin vacciné contre le tétanos, un volume de sang égal au volume total de celui qui circule dans son corps, sans que le pouvoir antitoxique de son sérum baisse sensiblement. L'antitoxine se reproduit donc au fur et à mesure qu'on la puise. Et, d'ailleurs, une autre expérience que nous avons faite avec M. Vaillard prouve qu'il n'y a pas proportionnalité entre la toxine injectée et l'antitoxine produite. Avec la même dose de toxine donnée aux animaux, on peut obtenir un sérum plus ou moins actif, suivant la façon dont on l'administre. Prenons deux lapins de même poids et immunisons-les contre le tétanos; quand leur résistance est déjà notable, injectons-leur la même quantité de toxine (103 centimètres cubes) dans l'espace de deux mois, en donnant à l'un, tous les jours, une faible quantité, et à l'autre, de temps en temps, des doses plus fortes. Dans le même temps, nos deux animaux ont reçu le même volume de poison ; le premier en 33 petites injections, le second en 9 grandes. Le sérum de celui aux faibles doses neutralise *in vitro* 150 parties de toxine et a un pouvoir préventif de cent milliards; le sérum de celui aux doses massives ne neutralise pas 25 parties de toxine et a un pouvoir préventif de cinq cent mille. La manière de donner la toxine n'est pas indifférente et la quantité de l'antitoxine dans le sang n'est pas proportionnelle à la dose introduite. Avec de petites doses répétées, nous avons obtenu des sérums antitétaniques dont l'activité dépasse un trillion et cela dans un temps relativement court. Il semble que la toxine agisse comme un excitant sur les cellules qui sécrètent l'antitoxine.

« Cette idée que l'antitoxine est un produit cellulaire trouve un appui dans l'intéressante constatation de M. F. Klemperer, qui a vu que le jaune de l'œuf de la poule immunisée est antitoxique, tandis que le blanc ne l'est pas. Quelles sont les cellules du corps qui préparent ces antitoxines? C'est une question trop peu avancée pour être abordée ici.

« L'expérience dans laquelle le pouvoir antitoxique se manifeste avec le plus de netteté est celle où l'on mélange le sérum antitétanique avec la toxine. Versons dans une série de verres un volume connu d'une toxine très active (qui tue une souris à la dose de 1/1000 de centimètre cube) et ajoutons dans chacun de ces verres des quantités variables du sérum antitoxique dont nous parlions tout à l'heure, et dont le pouvoir préventif égale un trillion. Une partie de ce sérum suffit à rendre inoffensives 900 parties de toxine; un demi-centimètre cube du mélange injecté à un cobaye ne lui donne pas le tétanos, bien qu'il ne renferme qu'un dix-huit centième de centimètre cube de sérum. Le poison paraît donc neutralisé comme dans une réaction chimique, où une quantité donnée d'un corps sature une quantité donnée d'un autre. Les choses ne se passent pas avec cette simplicité. D'abord, rien n'est plus difficile que de saisir le point exact de la saturation; M. Buchner a déjà vu qu'un mélange qui n'agit pas sur la souris est actif sur le cobaye. Un mélange de 900 parties de toxine et de une de sérum est inoffensif à la dose d'un demi-centimètre cube, pour 8 cobayes sur 10, mais il en est deux dans le lot qui prendront un tétanos plus ou moins sévère et se comporteront comme des réactifs plus sensibles, en montrant qu'il y a encore du poison libre dans le mélange. Diminuons la proportion de toxine et mêlons 500 parties de toxine avec une de sérum. Un demi-centimètre cube de ce nouveau mélange ne produit aucun effet, mais 3 centimètres cubes donneront le tétanos. Il n'y a pas là la netteté d'une réaction chimique, soit que nous manquions d'un réactif suffisant pour nous indiquer le point exact de saturation, soit peut-être qu'il n'y ait pas de saturation du tout et que toxine et antitoxine continuent à exister côte à côte dans le liquide.

« Les expériences suivantes, que nous avons faites avec M. Vaillard, tendent à prouver qu'il en est ainsi. Nous injectons à cinq cobayes neufs un demi-centimètre cube du mélange : toxine 900 parties, sérum une partie ; aucun ne prend le tétanos. A cinq autres cobayes, de même poids, ayant les meilleures apparences de santé, mais qui ont été immunisés quelque temps auparavant contre le vibrion de Massouah, nous donnons le même mélange, à la même dose ; ils auront le tétanos. Bien plus, de semblables cobayes pourront être rendus tétaniques avec un tiers de centimètre cube d'un mélange de 500 parties de toxine pour une de sérum. Des cochons d'Inde, qui reçoivent d'abord un centimètre cube de sérum préventif, actif au trillionième, c'est-à-dire une quantité capable de les immuniser des milliers de fois, puis une dose mortelle de toxine tétanique, restent bien portants dans les conditions ordinaires. Plusieurs d'entre eux prendront le tétanos, si on leur injecte ensuite des produits microbiens, tels que ceux du bacille de Kiel, du bacterium coli et d'autres bactéries. La toxine n'est donc pas détruite, puisqu'elle donne le tétanos, même après plusieurs jours, aux cobayes dont on modifie la résistance.

« De même, une quantité de sérum antidiphtérique, amplement suffisante à préserver contre une dose mortelle de virus ou de toxine des cobayes neufs, ne retarde pas la mort des cobayes de même poids qui ont subi des inoculations antérieures dont ils sont parfaitement rétablis. Et cependant si l'antitoxine détruisait la toxine, la même quantité de sérum serait efficace chez tous les cobayes de même poids. . . . .

IX

« Ces faits montrent l'influence que peut avoir une maladie antérieure qui ne laisse pas de traces apparentes sur la réceptivité à l'égard des virus et sur la sensibilité vis-à-vis des substances toxiques. Leur explication naturelle n'est-elle pas dans l'action du sérum sur les cellules plutôt que sur la toxine? Les cellules bien vivaces des cobayes neufs répondent à la stimulation du sérum et sont comme indifférentes à l'empoisonnement, tandis que celles des cobayes déjà impressionnés par les produits microbiens ne résistent pas à la toxine.

« Notre démonstration serait plus persuasive, si nous arrivions à séparer la toxine de son mélange avec l'antitoxine. Les propriétés très voisines de ces deux substances rendent le problème difficile à résoudre. Les toxines et les antitoxines du tétanos et de la diphtérie se comportent de la même façon en présence des divers agents et des réactifs. Mais la séparation peut être faite pour d'autres toxines et antitoximes.

« M. Calmette, MM. Phisalix et Bertrand ont montré que le sérum des animaux immunisés contre le venin des serpents est antitoxique; il agit sur le venin comme le sérum antitétanique sur le poison du tétanos. Le mélange de sérum antivenimeux et de venin est inoffensif, quand il est en proportions convenables; on lui rend toute sa toxicité en le chauffant à 70°. A cette température, l'antitoxine est altérée et le venin ne l'est pas. La chaleur agit sur le mélange des deux substances comme si chacune était seule. Il paraît donc que le venin était resté intact à côté de l'antitoxine, ou, tout au moins, qu'il avait contracté avec elle une union bien instable.

« De tout ce qui précède, nous sommes portés à

conclure que les antitoxines agissent sur les cellules. Un sérum préventif contre une toxine met en jeu des actions cellulaires tout comme le sérum préventif contre un virus vivant. Peut-être même les cellules qui détruisent les microbes sont-elles aussi celles qui élaborent les antitoxines?

« Nous avons rappelé au commencement de cette communication que le sérum d'un animal vacciné contre un microbe protège quelquefois contre un autre et les sérums préventifs contre un virus vivant n'étaient pas toujours spécifiques. Jusqu'ici, au contraire, les sérums antitoxiques ont été envisagés comme spécifiques, chacun d'eux n'agissant que sur une toxine déterminée. Le fait que l'antitoxine tétanique n'a aucune influence sur le poison diphtérique, et réciproquement, a toujours été mis en avant pour prouver cette spécificité. La découverte de nouvelles antitoxines a élargi le champ de l'expérimentation. J'ai constaté que le sérum antitétanique n'était pas sans action sur le venin des serpents et j'ai confié le soin d'examiner cette question à M. le docteur Calmette qui étudie, dans mon laboratoire, la sérothérapie des venins. Les résultats obtenus sont intéressants au point de vue général qui nous occupe.

« Le sérum d'un cheval sain, mélangé à du venin de cobra, n'empêche nullement celui-ci d'agir, tandis que le sérum d'un cheval immunisé contre le tétanos rend inoffensif le venin auquel on l'ajoute. Ce sérum antitétanique, injecté avant le venin, retarde beaucoup la mort et l'empêche même, s'il est donné à doses répétées. Il y a cependant bien peu de ressemblance entre le venin des serpents, qui tue par asphyxie en un temps très court, et le poison tétanique, qui ne manifeste son action qu'après une période d'incubation.

« Le sérum antitétanique est antitoxique vis-à-vis du venin, mais le sérum antivenimeux ne l'est pas à l'égard de la toxine tétanique. Un lapin vacciné contre le venin prend le tétanos et, fait plus surprenant, un lapin immunisé contre le tétanos succombera si on lui donne une dose de venin très peu supérieure à celle qui tue un lapin neuf.

« Le sérum des lapins neufs n'a aucune action sur le venin, celui des lapins vaccinés contre la rage est antivenimeux à un haut degré. Mélangé au venin *in vitro*, il le rend inoffensif; injecté préventivement, il protège contre l'envenimation. Des lapins vaccinés contre la rage supportent des doses quatre ou cinq fois mortelles de venin. N'est-il pas surprenant de voir qu'en rendant un lapin réfractaire à la rage, on lui donne du même coup l'immunité contre les morsures de serpent?

« Le sérum antivenimeux rend les lapins plus résistants à l'abrine et le sérum antirabique a aussi une action sur les venins. Le sérum antidiphtérique mélangé à l'abrine ne tue plus les lapins qu'avec un long retard.

« Assurément, le sérum antitétanique est beaucoup plus efficace contre le poison du tétanos que contre les venins ; mais ce ne sont là que des questions de plus ou de moins. Il ne paraît pas probable que ces sérums, d'origine si diverse, exercent sur le venin de cobra une même action chimique ; nous admettons plus volontiers qu'ils agissent tous sur les cellules, qu'ils rendent insensibles pour un temps à l'envenimation.

« Je pourrais donner encore d'autres exemples de l'action d'une antitoxine sur plusieurs poisons. Ceux dont je viens de parler nous montrent sous un aspect nouveau cette question déjà si attrayante de la sérothérapie. »

X

Nous ne nous étendons pas davantage sur l'immunisation et la sérumthérapie, car dans les chapitres suivants nous devons décrire avec minutie les moyens techniques indiqués pour immuniser chaque animal et pour administrer le sérum de sa provenance à la maladie indiquée.

Il est cependant utile de dire, dès maintenant, avec Kossel, que l'activité immunisante d'un animal croîtra en raison directe de la quantité de toxine qui pourra lui être injectée sans dommage ; c'est-à-dire que plus grande sera la quantité de toxine que supportera l'animal et plus faible sera la quantité de son sang nécessaire pour immuniser d'autres individus. Behring a démontré que les toxines bactériennes se comportaient absolument comme les toxines albuminoïdes d'Ehrlich, et il est arrivé ainsi, avec l'aide de ses collaborateurs Baer, Knorr, Schütz et Wernicke à utiliser ce fait pour obtenir de grandes quantités d'antitoxine.

D'autre part, la durée de l'immunisation préparée dans les meilleures conditions, n'est pas indéfinie, et la puissance du sérum antitoxique va en diminuant à mesure qu'on s'éloigne des dernières injections des toxines. Cette durée elle-même n'a pas encore été déterminée jusqu'à ce jour.

Quant au nombre des injections du sérum antitoxique faites aux patients, il varie avec la maladie et aussi avec le mode d'immunisation. L'effet du sérum est d'autant plus rapide qu'il s'agit d'une maladie infectieuse plus aiguë et dans laquelle, aussi, il y a un moindre mélange de bactéries (associations microbiennes). Nous allons du reste être plus précis maintenant dans les chapitres qui vont suivre.

CHAPITRE IV

TÉTANOS

I

La nature infectieuse du tétanos, depuis longtemps soupçonnée, a été démontrée en 1884, par Nicolaïer, en provoquant la maladie chez des animaux auxquels il avait inoculé de la terre des champs. Il constata en même temps dans cette terre un bacille spécial, qui porte aujourd'hui son nom, mais qui n'a réellement été isolé en cultures pures, qu'en 1889, par Kitasato.

Ce microbe se présente sous la forme d'un bâtonnet grêle terminé à une de ses extrémités par un petit renflement facilement colorable, qui renferme une spore. Il ne vit dans les milieux habituels que lorsqu'ils sont privés d'air. C'est un anaérobie absolu. Sur plaques de gélatine dans le vide, à 18 ou 22°, il forme, au bout d'une huitaine de jours, des colonies caractérisées par l'existence d'une auréole de rayons très fins autour d'un point foncé central. Mais à mesure, qu'il se développe le centre devient indistinct, et lorsque la gélatine se liquéfie, il ne reste plus de la colonie qu'un flocon blanchâtre.

Par piqûre sur gélatine, il se développe autour du trait d'inoculation des points nuageux, d'où émergent des petits rayons perpendiculaires au trait. La culture devient floconneuse, à mesure qu'elle vieillit.

Ensemencé par dilution dans la gélatine, il développe, après quatre à six jours, un nuage très fin autour de petits points blancs. On obtient des nuages transparents sur de la gélose.

Sanchez-Toledo et Veillon ont signalé aux cultures une odeur de corne ou de poils brûlés caractéristique.

C'est de 36 à 38° que le bacille de Nicolaïer prospère le mieux. De même, Kitasato a montré que l'addition de 5 p. 100 de glucose, de 0,01 p. 100 de sulfo-indigotate de soude, ou de 0,05 p. 100 de teinture de tournesol lui est très favorable.

Il possède une résistance extrême. Nicolaïer a chauffé pendant 1 heure, à 190°, de la terre qui n'en donnait pas moins le tétanos. Bonome a vu qu'un desséchement de 4 mois ne leur avait point enlevé leur virulence, et Sanchez-Toledo et Veillon ont constaté le même fait pour une période encore plus longue, pour une période de 7 mois.

Il résiste à la putréfaction, et à une chaleur

humide de 80°. On le rencontre dans les excréments, le foin, les toiles d'araignées, le fumier.

La souris, le rat, le cobaye sont très sensibles à son inoculation. L'âne, le cheval, le lapin, le chien présentent une plus grande résistance.

. Il est très nuisible en injection hypodermique; mais inoffensif lorsqu'on l'introduit par la bouche, la trachée, la conjonctive.

II

Comme le microbe de la diphtérie, il ne se développe que localement, et c'est grâce à ses produits toxiques qu'il agit sur l'organisme. C'est Brieger qui a, le premier, étudié ces produits. Il a vu que c'étaient des ptomaïnes, qu'il a nommées tétanine, tétatoxine et spasmotoxine. La première a la propriété de provoquer chez la souris les accès de trismus, la seconde des convulsions, suivies de paralysie, la troisième des crampes cloniques et toniques. Une quatrième enfin stimule la sécrétion salivaire et lacrymale.

III

Lorsque Brieger publia son travail, on n'avait pas encore fait des cultures pures de tétanos. Kitasato y réussit, et c'est alors qu'il chercha avec Weyl (*Zeits. f. Hyg.*, t. VIII) si les ptomaïnes de Brieger se retrouvaient dans les cultures pures. Ils isolèrent une quantité notable de tétanine, des traces de tétatonine et des produits volatils : acide sulfhydrique, acide butyrique, indol et phénol. Mais ils trouvèrent que les bases étaient peu toxiques, et conclurent que les ptomaïnes de Brieger ne sont pas le véritable poison tétanique.

En 1890, Knud Faber avait déjà (*Berlin. klin. Woch.*) pu reproduire le tétanos par l'injection de cultures passées au filtre Chamberland. Leur toxicité disparaissant par un chauffage de 5 minutes à 65°, ou par l'addition d'alcool; il conclut que le poison tétanique est plutôt une toxalbumine qu'une ptomaïne.

Dans la *Riforma medica*, de 1890, et *Arch. f. exper. path.* (t. XXVII), Tizzoni et Cattani montrèrent que le bacille de Nicolaier produit dans la gélatine une diastase peptique, une zymase qu'il ne sécrète pas dans le bouillon.

Dans un mémoire sur les poisons bactériens (*Berlin. klin. Woch.*, 1890), Brieger et Frænkel ont filtré sur la bougie Chamberland des cultures faites dans du bouillon sucré, les ont fait évaporer dans le vide, et précipité par l'alcool absolu. Ils ont aussi obtenu une toxalbumine soluble dans l'eau.

Ces données furent confirmées par les travaux

de Vaillard et Vincent (Soc. de Biologie, 15 nov 1890 et *Ann. Inst. Pasteur*, 1891). Ils trouvèrent que 1/50 et 1/100 de centimètre cube de culture dans le bouillon, filtrée, peuvent tuer le cobaye, que le poison résiste peu à la chaleur et est inactif par la voie digestive, que la lumière solaire le détruit, l'acidification ne le modifie pas, l'alcool absolu le précipite en partie, et enfin qu'il est dans une certaine mesure entraîné par les précipités de phosphate de chaux ou d'alumine.

Kitasato a fixé (*Recherches expérimentales sur le poison tétanique*, *Zeits f. Hygiene*, t. X) le temps qu'il faut à la lumière, aux acides et aux alcalis pour détruire ce poison et trouve que l'alcool absolu le détruit, lorqu'on l'ajoute en quantité suffisante. Il n'a pu cependant isoler le poison tétanique de la culture.

Enfin, en 1893 (Société de Biologie. Voir aussi *Archives de Physiologie*), Courmont et Doyon ont donné une théorie fort originale sur la nature du poison tétanigène. D'après eux, le bacille tétanique sécréterait un ferment soluble, une diastase, qui, faisant fermenter certains tissus, donnerait ainsi naissance au poison tétanique. En effet, la culture tétanique ne produit pas la contracture immédiatement après son dépôt dans le muscle. De même, il se passe une période d'incubation variable avant que les accidents tétaniques n'éclatent après son introduction dans le sang. La grenouille n'est jamais tétanique en hiver; elle le devient facilement en été.

IV

Donc, le poison tétanique n'agit point par lui-même, mais il est produit au contact de l'organisme. L'intoxication tétanique est le résultat d'une fermentation, qui demande, comme tout phénomène chimique, un certain temps pour se produire, et qui est favorisée par l'élévation de température.

L'expérience la plus concluante est la suivante. Si on transfuse le sang d'un chien tétanique à un autre chien, on détermine immédiatement chez ce dernier des accidents tétaniques, qui disparaissent au bout de quelque temps.

De plus, Courmont et Doyon ont extrait du muscle tétanique une substance résistant à une longue ébullition, tandis qu'une température de 65° détruit les produits microbiens directs. L'injection de cette substance donne le tétanos à la grenouille même en hiver. Parfois même, celle des urines tétaniques confère la maladie.

Dans des travaux antérieurs (Société de Biologie, 24 déc. 1892, et *Arch. de phys.*, janvier 1893), Courmont et Doyon avaient étudié la marche des contractures dans le tétanos expérimental des solipèdes et la pathogénie de ces contractures.

En 1890, dans les *Annales de micrographie*, Bruschetini a trouvé que le poison tétanique se diffuse surtout le long du système nerveux. En 1892, il a vu (*Deut. med. Woch.*) qu'il était contenu dans le sang, le rein lavé à l'eau salée et l'urine.

En 1891, d'ailleurs (Soc. de Biol., 27 juin), Camara Pestana a vu que la toxine est absorbée par le sang, que les poumons, la rate, les reins, et principalement le foie l'empruntent à ce milieu et le retiennent, et qu'elle ne s'élimine point par l'urine. Il n'a pu arriver à la déceler dans le tissu nerveux et musculaire.

Bruschetini, Kitasato et Nissen ont également constaté la présence de la toxine dans le sang. Comment agit le poison tétanique sur l'appareil nervo-musculaire? Faber a pensé qu'il agissait comme le curare, sur les plaques motrices. Dans son livre sur les poisons bactériens, *Gamaléia* dit qu'Autocratow aurait trouvé, au laboratoire de Straus, que les contractures tétaniques sont d'origine réflexe et disparaissent après la section des racines postérieures correspondantes de la moelle épinière.

V

Les recherches sur les produits solubles du bacille du tétanos, que nous venons de passer brièvement en revue, ont conduit logiquement à la méthode d'immunisation, dont nous allons maintenant nous occuper.

C'est en décembre 1890 (*Deut. med. Woch.*), que Behring et Kitasato démontrèrent que le sérum des animaux rendus réfractaires au tétanos par l'injection de trichlorure d'iode dans le sang est capable de détruire le poison tétanique, soit *in vitro*, soit dans le corps des animaux. Cette propriété antitoxique n'appartient pas au sang des animaux non vaccinés.

Non seulement ces auteurs parvinrent avec le sérum des vaccinés à prévenir le tétanos, mais ils lui reconnurent même un pouvoir curateur, car son injection guérit les souris tétaniques. Ainsi, le sérum des animaux vaccinés contre le tétanos est doué du pouvoir préventif et curateur.

En 1891 (*Arch. ital. de biologie*, et *Centr. f. Bacter.*, t. IX), Tizzoni et Cattani ont confirmé ces notions générales sur des pigeons et des chiens vaccinés par l'injection de petites doses de cultures virulentes; mais ils ne purent constater l'effet thérapeutique du sérum sur les cas de tétanos déclaré.

Nous avons déjà dit que la même année (Société de biologie) Vaillard vaccina contre le tétanos par l'injection de ses cultures chauffées pendant une heure à 60° et filtrées, et remarqua que l'immunité conférée par le sérum est peu durable et peut disparaître au bout de 15 jours.

Nous savons aussi que Kitasato a obtenu la vaccination contre le tétanos (*Zeits. f. Hyg.*, t. X) par l'injection d'un mélange de culture vivante et de doses progressivement décroissantes de trichlorure d'iode.

Ce procédé a été perfectionné par Behring (*Zeits. f. Hyg.*, t. XII), qui l'a appliqué à la souris, au lapin, au mouton et au cheval.

Plus tard, dans la même revue, Brieger, Kitasato et Wassermann, reprenant les expériences de Wooldridge (*Arch. f. Anat. und Phys.*, 1888) sur les cultures dans l'extrait de thymus, constatèrent que dans ces conditions les cultures tétaniques sont asporogènes et très peu toxiques, et que le mélange de l'extrait du thymus à la culture filtrée du tétanos détruit peu à peu sa toxicité. L'injection de ce mélange, datant de deux jours, à des doses progressivement croissantes, permet de vacciner sans danger les animaux les plus sensibles, comme la souris.

VI

En 1892 (*Ann. Inst. Pasteur*), Vaillard est revenu sur cette question, et a indiqué 3 méthodes de vaccination : celle qu'il avait signalée et qui consiste dans l'emploi des cultures chauffées à 60° et filtrées, une autre qui se rapproche de celle de

Behring-Kitasato et qui consiste dans l'inoculation du mélange de cultures tétaniques et d'eau iodée, une dernière enfin, identique à celle de Tizzoni et Cattani, et qui est l'infection répétée de très petites doses de virus,

Tizzoni et Cattani ont ensuite publié une étude (*Centr. f. Bacter.*, t. IX) sur l'antitoxine du sérum des chiens vaccinés. Ils ont vu que son activité diminue lorsqu'on la chauffe à 65° pendant une demi-heure, et disparait par un chauffage de même durée à 68°. Ils ont vu, de plus, qu'elle ne dialyse pas, qu'elle est rapidement détruite par l'acide chlorhydrique, l'acide lactique en excès, les alcalis, qu'elle est précipitée par un excès de sulfate d'ammonium, par l'alcool absolu. L'eau, la glycérine l'enlèvent à ce précipité.

Dans le même travail, Tizzoni et Cattani ont constaté que le mélange du sérum avec les toxines soit *in vitro*, soit dans le corps des animaux, rend leur injection inoffensive.

Ils ont également signalé (*Centr. f. Bacter.*, t. XI) l'impossibilité de vacciner contre le tétanos après l'ablation de la rate.

En 1891 (Soc. de biol., 6 juin), Vaillard a montré que le sérum des animaux naturellement réfractaires n'est pas antitoxique, qu'il ne le devient qu'après injection d'une forte dose de poison tétanique, que la rate et l'humeur aqueuse des vaccinés ne jouissent pas de propriétés antitoxiques.

VII

Un point de la doctrine de Behring et Kitasato restait vivement discuté. C'était la possibilité de *guérir* par le sérum des vaccinés. Tizzoni, Cattani et Vaillard n'avaient pu y réussir et avaient de plus reconnu que l'immunisation n'était que temporaire.

Ces doutes furent dissipés par les recherches d'Ehrlich (*Deut. med Woch.*, 1891). Cet auteur montra avec l'abrine et la ricine, que le pouvoir antitoxique et immunisant du sérum des vaccinés varie beaucoup avec le degré d'immunité acquise.

Behring avait affirmé avoir guéri un mouton et un cheval tétaniques, et, de son côté, Kitasato avait obtenu des résultats positifs sur la souris. Comment expliquer que certains auteurs n'avaient pu guérir, mais seulement avaient immunisé par le sérum des animaux vaccinés ? C'est évidemment que ces animaux n'avaient pas été amenés à un degré d'immunité suffisant pour que leur sérum fût curatif.

D'ailleurs, plus tard, Tizzoni et Cattani et Vaillard sont arrivés à guérir du tétanos par le sérum des vaccinés.

Ehrlich vit encore (*Zeits. f. Hyg.*, t. XII) que l'immunité contre les toxalbumines se transmet aux descendants et qu'une petite souris ordinaire devient réfractaire lorsqu'elle est allaitée par une souris vaccinée. Cela démontre que la substance immunisante passe dans le lait et est absorbée par le tube digestif.

Il démontra le même fait pour le tétanos. Avec Brieger, il a constaté (*Deut. med. Woch.*, 1892) que le lait d'une chèvre pleine, vaccinée contre le tétanos, peut immuniser des souris. De même, Tizzoni et Cattani ont vu que les injections toxiques étaient inoffensives sur les petits d'une femelle, qui avait été rendue réfractaire.

D'après Behring et Frank (*Deut. med. Woch.*, 1892), le sérum d'un cheval vacciné, additionné de 0,5 p. 100 d'acide phénique, a gardé pendant deux mois son pouvoir immunisant, bien qu'ils n'aient pris aucune précaution contre l'accès des microbes. Ce pouvoir ne disparaît point par un chauffage de vingt-cinq minutes à 65° ou par la dilution avec de l'eau distillée.

VIII

Les résultats obtenus sur les animaux demandaient à être appliqués à l'homme.

La première tentative en fut faite par Kitasato, avec le sérum du lapin vacciné (Congrès int. d'hyg. de Londres, août 1891. *Zeit. f. Hyg.*, août 1892). Elle ne réussit pas, car la dose de sérum employée fut trop faible relativement à la gravité du cas de tétanos.

Tizzoni et Cattani et d'autres, tels que Giovanni Casali, Finotti, publièrent ensuite (*Rif. med.*, 1892) 8 guérisons par leur antitétanine, préparée avec le sérum de chiens immunisés. Albertoni allégua (*Therap. Monats.*, sept. 1892) que les auteurs n'avaient publié que les succès. On vit aussi qu'il s'agissait de tétanos à forme lente et progressive.

Le 16 février 1893, Rotter inséra, dans *Deut. med. Woch.*, le cas d'un individu de vingt-cinq ans, chez qui l'injection de sérum, vingt-deux jours après la blessure, quatorze jours après les premiers accidents, produisit au bout de deux jours une amélioration. La même objection pouvait lui être faite qu'aux auteurs italiens.

En France, Renou injecta, dans le service de Dieulafoy, du sérum immunisé à 2 tétaniques. Ils succombèrent (*Bull. méd.*, 1892). Malgré les injections, un tétanique mourut au bout de six jours dans le service de Grancher, un autre au bout de cinq dans celui de Polaillon, un troisième en cinq jours également dans celui de Th. Anger, un quatrième en trois jours dans celui de Letulle. Néanmoins, Barth et Maget rapportrèent, le 3 mars 1893, à la Société médicale des hôpitaux, qu'un jeune homme de vingt ans, atteint du tétanos grave non traumatique, et peut-être d'origine buccale, dû à la gingivite qu'il présentait, fut manifestement amélioré par l'injection sous la peau de l'abdomen, en trois jours, de 300 centimètres cubes de sérum de cheval immunisé. Schwartz communiqua aussi à la Société de chirurgie (29 mars 1893) la guérison au bout de vingt jours d'un malade traité par le chloral et l'antitoxine.

Le 3 juillet 1893 (dans la *Rif. med.*), Ricardo Gattai cite le cas d'un enfant de quinze ans, qui fut pris de tétanos huit jours après une blessure à la main par la pointe d'un compas. Le lendemain, on lui injecta 10 centimètres cubes de sérum de lapin immunisé, et le soir 0gr,50 d'antitoxine de chien. On fit quelques autres injections semblables, et le malade fut rapidement guéri.

Enfin, Roux et Vaillard mirent la question au point (*Ann. Inst. Pasteur*, 1893), en se plaçant à un point de vue systématique et expérimental. Ils indiquèrent le mode de préparation du sérum antitétanique, ses propriétés, son application à la guérison de l'homme et des animaux.

IX

1° **Préparation du sérum.** — On injecte une forte dose de poison tétanique à un animal réfractaire, la poule, et quatorze jours après, son sérum possède un grand pouvoir antitoxique. On peut aussi employer le sérum d'animaux sensibles, rendus réfractaires par le procédé de Behring et Kitasato (mélange de toxine et de trichlorure d'iode), ou mieux par celui de Roux et Vaillard (mélange de la toxine à une solution iodée et injection de 5 centimètres cubes de toxine mélangés à 1 centimètre cube de solution de Gram). On diminue la dose de solution iodée jusqu'à création de l'état réfractaire, et on inocule alors la toxine pure.

Le pouvoir antitoxique du sérum croît avec le temps, et avec chaque nouvelle injection de toxine. On obtient ainsi du sérum antitoxique au millième, au millionième, au cent millionième, c'est-à-dire que 1 gramme de sérum peut immuniser 1,000, 1 million, 10 millions de grammes d'animal. C'est la notation de Behring.

X

2° Propriétés du sérum. — Le mélange de parties égales de toxine et d'antitoxine est inoffensif. Cela tient à ce que la toxine est neutralisée par l'antitoxine ou la toxine dédoublée par l'antitoxine, comme le ferait un ferment.

Les animaux, auxquels on a préalablement injecté une faible dose de sérum, résistent à une dose de culture mortelle pour les témoins.

Cette immunité ne dure pas plus de cinquante

jours. Elle apparaît immédiatement après l'inoculation du sérum, et est proportionnelle à sa dose.

XI

3° **Prévention du tétanos.** — Il y a prévention certaine, lorsqu'on injecte le sérum, même à très faible dose, avant la toxine tétanique. Si on les injecte simultanément, on produit un tétanos local, même pour une très forte dose. Lorsque l'injection précède l'apparition des accidents tétaniques, le tétanos est toujours local. La dose préventive est d'autant plus considérable qu'on la pratique tard. Après un certain temps même, la prévention est impossible. Elle est, d'ailleurs, plus ou moins facile suivant le lieu d'inoculation du tétanos. Elle réussit quand la marche du tétanos est lente, mais non quand elle est rapide.

XII

4° **Traitement du tétanos.** — Roux et Vaillard ont inoculé à 9 souris des quantités moyennes de toxine, 3 sont prises comme témoins, et 6 injectées avec du sérum dès la première apparition de tétanos. 2 des souris témoins meurent, 1 guérit. Des 6 autres, 4 meurent, 2 guérissent.

Ils ont également inoculé 3 cobayes, 1 fut pris comme témoin, 2 furent traités. Tous les 3 succombèrent.

Ils répétèrent leurs expériences sur la souris, en inoculant les spores tétaniques, mais sans obtenir de meilleurs résultats.

Après les avoir encore multipliées sur le lapin, et le mouton, ils furent forcés de conclure que « quel que soit le mode d'infection, il est très difficile de guérir le tétanos déclaré chez les animaux ».

Traitant 7 malades par le sérum, Roux et Vaillard obtinrent 5 décès et 2 guérisons. Le traitement ne fut donc pas plus brillant sur l'homme que sur l'animal. Néanmoins, ces auteurs persistèrent à croire que le seul traitement rationnel du tétanos est l'emploi du sérum antitoxique. Son injection est absolument inoffensive et aura surtout de bons effets, si elle est pratiquée avant que le poison tétanique n'ait eu le temps de léser des cellules nerveuses.

En 1893, nous avons encore à signaler la guérison de 4 cas de trismus et de tétanos des nouveau-nés par Emmerich (*Wien. Klin. Woch.*, 1893) au moyen de l'antitoxine de Tizzoni.

La *Riforma medica* publia de nouveaux cas de guérison par Magagni (3 février 1893), Galtai (3 juillet), Lési (18 août 1893).

Nous trouvons encore des contributions nouvelles à cette question dans le *Centr. f. Bacteriologie*, t. XV, par Remesoff et Fedoroff, dans *Münch. med. Woch.*, de la même année, par Moritz.

En 1894, d'autres travaux ont été signalés. Ce sont, par exemple, celui de Huebner (*Deut. med. Woch.*, 1894), sur lesquels Tizzoni et Cattani ont publié quelques remarques, dans *Deut. med. Woch.* (1894), celui de Tavel (*Corresp. Blat. f. schweif. Aerzt.*, 15 fév. 1894), celui de Percy Dean (*Brit. med. journ.*, 15 sept. 1894), et de Evans, dans le même journal, etc...

Nous croyons que de nouvelles expériences faites avec plus de précision et plus de persévérance donneront des résultats plus brillants. D'abord a-t-on injecté des doses assez grandes de sérum immunisateur ? A-t-on renouvelé assez souvent ces injections? On comprend l'importance de ces desiderata, aujourd'hui qu'on est certain de l'innocuité de cette méthode.

CHAPITRE V

DIPHTÉRIE

I

La diphtérie est une maladie infectieuse se traduisant par des fausses membranes localisées à la gorge, aux amygdales, au voile du palais, aux fosses nasales, aux bronches, aux conjonctives, aux lèvres, aux organes génitaux et à l'anus; ces fausses membranes sont dues à la présence d'un bacille, micro-organisme, qui peut engendrer expérimentalement cette infection.

Tous les animaux ne sont pas également exposés à la diphtérie; certains même y sont réfractaires, possédant contre elle une immunité; tels les souris et les rats. Chez la plupart des autres animaux, l'inoculation de matières diphtériques provoque les accidents graves qu'on observe en clinique.

Le microorganisme de la diphtérie fut décrit en 1883, par Klebs. Quelques mois après, Lœffler confirma l'étude de Klebs et annonça qu'on pouvait non seulement isoler mais encore cultiver ce microbe. C'est un petit bâtonnet droit ou courbé, long de 3 μ et large de 7 μ, à extrémités arrondies et parfois légèrement renflées. Ce bacille, qui est toujours immobile, se colore facilement à l'aide de la solution alcaline de bleu de méthylène. Roux et Yersin on pu le retrouver dans la plupart des fausses membranes, où le bacille siège surtout à la partie superficielle de la fausse membrane. Malgré l'affirmation contraire de nombreux expérimentateurs, on possède aujourd'hui la certitude que le bacille ne siège que sur les fausses membranes, que dans la salive, ou les mucosités en contact avec elles, et qu'il ne se développe jamais, ni dans les courants de la circulation ou de la lymphe ou bien sur une autre partie de l'organisme.

Au niveau de ces fausses membranes, le bacille se développe rarement à l'état isolé; il est presque toujours accompagné d'autres micro-organimes, qui exercent, comme nous le verrons, une grande influence sur la marche de la diphtérie.

II

Le meilleur terrain de culture du bacille de la diphtérie, est celui employé par Lœffler, Roux et Yersin, qui l'ont fait développer très facilement sur du sérum solidifié. Là il pousse rapidement à une température de 35 à 37°, et ses colonies se développent sous forme de petites taches arrondies d'un blanc grisâtre, dont le centre est plus épais que la périphérie. On peut également l'ensemencer sur bouillon liquide ou sur gelose. Il pousse moins bien sur la gélatine et pas du tout sur la pomme de terre.

Le bacille de Lœffler, cultivé sur bouillon, conserve très longtemps sa virulence, surtout s'il est enfermé en chambre close, à l'abri de l'air. Il en est de même des fausses membranes qui, desséchées, conservent pendant plusieurs mois leurs propriétés neuves. Mis au contact direct de l'air et de la lumière, le bacille meurt au bout de quelques semaines.

En badigeonnant avec une culture pure de bacilles de Lœffler les muqueuses buccales ulcérées des lapins, des chiens, des cobayes ou des poulets, on reproduit des fausses membranes typiques. Ces animaux présentent, par suite, tous les symptômes de la diphtérie humaine, et très souvent succombent. Lœffler, en recherchant à reconnaître anatomiquement les lésions provoquées dans les organes importants, n'a rien pu découvrir qui soit imputable directement au bacille. Il a donc conclu qu'il s'agissait là d'une intoxication générale d'un ordre inconnu.

III

Roux et Yersin ont éclairé ce point obscur du problème, en démontrant que « la diphtérie est une intoxication causée par un poison très actif formé par le microbe dans le lieu restreint où il se développe ». Ils ont filtré une culture pure de bacilles de Lœffler sur une bougie de Chamberland et ont injecté ce bouillon débarrassé de tout microorganisme figuré à certains animaux. Chez le cobaye, il s'est produit immédiatement une violente dyspnée suivie d'une mort rapide. Le lapin ainsi inoculé est affecté de paralysie qui débute par le tronc postérieur et qui s'étend ensuite à tout le corps. Plus une culture est âgée plus les accidents ainsi provoqués sont rapides et dangereux. Roux et Yersin ont donc conclu que l'action toxique, survenant pendant une diphtérie, était due plutôt aux produits solubles qu'au microorganisme pathogène. La toxicité de ces cultures peut cependant être atténuée lorsqu'elles sont placées dans un courant d'air à une température de 40° pendant plusieurs jours.

Le bacille de la diphtérie peut disparaître de la bouche avec la modification et le rejet de la fausse membrane. Mais, le plus souvent, il demeure à l'état isolé encore plusieurs jours ou plusieurs semaines dans les cavités buccales et nasales.

D'autres fois, on a pu découvrir le bacille de Lœffler chez des individus cohabitant avec des diphtériques, sans production d'angine. Ceci est très important à connaître au point de vue de la prophylaxie.

IV

Quoique la découverte du microorganisme pathogène soit de date relativement récente, on a cherché dès le début à trouver l'immunité et l'immunisation de la diphtérie. Dès 1889, Behring a fait une communication sur l'immunisation du tétanos et de la diphtérie par les produits solubles du bacille. A cette époque, ce savant n'était pas encore très explicite, mais il a déclaré obtenir l'immunisation de la diphtérie, en injectant de certaines quantités de produits solubles du bacille de Lœffler, ajoutées d'une solution de trichlorure d'iode. Il conseillait, dès ce moment, d'utiliser le sérum immunisé pour guérir la diphtérie. En 1892, il publiait un ouvrage assez complet sur la Sérumthérapie pratiquée dans ces conditions contre le tétanos et la diphtérie. Le savant expérimentateur de Berlin regrette amèrement de ne pas posséder les fonds nécessaires pour appliquer sa méthode sur une plus vaste échelle. Il affirme néanmoins que le sérum provenant d'animaux immunisés est absolument inoffensif et efficace pour la guérison du tétanique et du diphtérique.

A la même époque, Korhovsky a rapporté deux épidémies de diphtérie grave, où la plupart des enfants succombaient, sauf les cas où la diphtérie fut compliquée par un érysipèle. Emmerich conseilla d'immuniser avec du streptocoque de Felheisen des moutons et d'injecter leur sérum aux diphtériques. Malheureusement, Emmerich ne fit aucune expérience démonstrative et ses théories, quoique sensées, ne reposent sur aucune base clinique.

V

Il n'en est pas de même des recherches d'Aronson, qui, dès 1891, cherchait à immuniser des lapins contre la diphtérie en leur inoculant des cultures affaiblies par des vapeurs de formaldéhyde. Il obtenait ainsi un sérum immunisant très puissant au point qu'un centimètre cube pouvait vacciner 4 kilogrammes d'un animal contre la dose mortelle minima de cultures virulentes. Dès cette époque, Aronson appliqua cette méthode thérapeutique à de nombreux enfants atteints de diphtérie, et il affirma, comme Behring, que la sérumthérapie était inoffensive et souveraine dans un grand nombre de cas. Il employa le sérum de chiens ou de moutons mais il déclara qu'il vaudrait mieux immuniser de plus grands animaux et particulièrement le cheval.

A partir de 1893, les communications sur cet intéressant chapitre se succédèrent en Allemagne. Heubner, de Lepzig, rapporte 60 cas de diphtérie traités par le sérum de Behring. Ce dernier fit lui-même, avec le concours de Baer et Kossel, de nouvelles recherches et les publia dans la *Deutsche med. Wochenschrifft* (n° 17 en 1893). Voici comment ces expérimentateurs procédèrent : ils ajoutèrent à des cultures de bacilles diphtériques, âgées de quatre semaines, 0,05 p. 100 de phénol et 0,3 p. 100 de tricrésol afin de tuer les bacilles : ceux-ci tombent au fond et on injecte le liquide clair sans filtration. Il se produit au niveau de l'inoculation de l'empâtement et l'animal a une fièvre assez intense après chaque injection. Au bout d'un certain nombre d'inoculations, l'animal est immunisé et on obtient un sérum antitoxique normal, dont 1 neutralise le décuple de dose mortelle minima de toxine, c'est-à-dire qu'un centimètre cube de sérum ainsi préparé immuniserait à son tour 1 kilogramme du poids d'un animal. Behring a établi une échelle technique, il appelait ce centimètre cube de sérum une *unité*, il délivre du sérum possédant la puissance de 60, de 150 ou de 500 unités, suivant le degré d'immunisation de l'animal sérumfère ; la valeur du sérum dépend, suivant lui, de la différence entre l'état primitif et le degré d'état réfractaire qu'atteint l'animal par le fait de l'immunisation.

VI

Malgré le haut intérêt de ces recherches, la sérumthérapie n'a eu son application, en diphtérie que du jour où Roux fit sa communication retentissante au Congrès de Budapesth. A partir de ce moment, les observations cliniques se multiplient et les statistiques sont rapportées de tous les pays. La communication faite au Congrès d'hygiène revêt un caractère si précis et si purement scientifique que nous jugeons opportun de la reproduire tout entière dans cet ouvrage.

« Depuis les travaux de Behring et de Kitasato, la question du traitement de certaines maladies infectieuses au moyen du sérum d'animaux immunisés est restée à l'ordre du jour. Les premiers essais ont été relatifs au traitement du tétanos, mais malheureusement ils n'ont pas justifié toutes les espérances que l'on pouvait concevoir. Cela tient sans doute à ce que, lorsque le premier symptôme du tétanos se manifeste, il est déjà trop tard et que la maladie est entrée dans sa phase dernière. Dans la diphtérie, il n'en est heureusement pas de même, et, de par l'apparition de fausses membranes, nous pouvons surprendre la maladie dès son début. Depuis 1891, nous poursuivons avec M. Martin des expériences sur le traitement de la diphtérie par le sérum antitoxique;

mais, si nous en présentons seulement aujourd'hui les résultats, c'est que nous attendions qu'ils fussent assez nombreux pour bien juger la méthode; ils viennent confirmer, du reste, les travaux déjà publiés par Behring, Ehrlich, Boer, Kossel et Wassermann.

« Les animaux fournisseurs du sérum antitoxique sont immunisés contre la diphtérie, c'est-à-dire accoutumés à la toxine diphtérique; il est donc indispensable de dire quelques mots de la préparation de celle-ci.

VII

« La toxine est produite en cultivant le bacille diphtérique virulent dans du bouillon, au contact de l'air. Dans les conditions habituelles, il faut maintenir les cultures pendant des mois à la température de 37° pour que le poison s'y accumule. Un procédé plus rapide que nous avons employé avec M. Yersin consiste à faire la culture dans un courant d'air humide. On se sert de vases à fond plat, munis d'une tubulure latérale (vases de Fernbach), dans lesquels on met du bouillon alcalin peptonisé à 2 p. 100, de façon que la couche liquide ait une faible épaisseur. Après stérilisation à l'autoclave, on sème une culture récente de bacille diphtérique très virulent, et on porte à l'étuve à 37°. Lorsque le développement est bien commencé, au moyen d'un dispositif facile à imaginer, on règle le courant d'air qui pénètre par le col de chacun des matras, après avoir barboté dans un flacon laveur. Cet agencement est préférable à celui qui dispose les vases de culture les uns à la suite des autres et les fait tous traverser par le même courant d'air. Après trois semaines, un mois au plus, la culture est suffisamment riche en toxine pour être employée. Sur le fond des vases on voit un fort dépôt de microbes et à la surface un voile formé de bacilles plus jeunes. A ce moment, la réaction est fortement alcaline. Tous les bacilles diphtériques, même lorsqu'ils paraissent également virulents pour les cobayes, ne donnent pas les mêmes quantités de toxine dans les cultures. L'essai de bacilles de diverses provenances fera reconnaître ceux qui fabriquent la toxine la plus active. Nous n'étonnerons aucun bactériologiste en disant que la force de la toxine n'est pas toujours la même dans des cultures faites, en apparence, dans des conditions identiques. Aussi, est-il préférable de faire une provision de toxine avant de commencer une série d'expériences afin que celles-ci soient bien comparables entre elles.

« Les cultures achevées sont filtrées sur une bougie Chamberland, et le liquide est gardé dans des vases bien remplis, bouchés et tenus à l'abri de la lumière, à la température ordinaire. Ainsi préparée, la toxine tue, en général, un cobaye de 500 grammes en quarante-huit à soixante heures à la dose de 1/10 de centimètre cube. Elle perd son activité à la longue, mais lentement, si on la maintient dans les conditions que nous venons d'indiquer.

VIII

« La toxine une fois obtenue, il s'agit d'immuniser les animaux qui vont fournir le sérum ; mais il faut commencer par atténuer la toxine dans son activité, de façon à ce qu'elle n'entraine pas des accidents graves chez l'animal. Pour cela, la méthode à laquelle nous donnons la préférence est celle des toxines iodées que nous avons mise en usage avec M. Vaillard dans nos recherches sur le tétanos. La toxine diphtérique additionnée d'iode est beaucoup moins dangereuse que la toxine pure. On ajoute à la toxine un tiers de son volume de liqueur de Gram, au moment même de l'employer, et après quelques instants, on injecte le mélange sous la peau. Un lapin de moyenne taille supporte d'emblée $0^{cc},5$ de ce liquide ; au bout de quelques jours, on renouvelle l'injection et on continue ainsi pendant quelques semaines ; alors on peut augmenter les doses de toxine iodée ou diminuer la proportion d'iode. Plus tard on donnera la toxine pure. Il faut peser fréquemment les animaux et interrompre les injections quand ils diminuent de poids, sans quoi on les amènerait à un état de cachexie qui se terminerait par la mort. Dans ces expériences, aller lentement, c'est gagner du temps.

IX

« Les chiens immunisés contre la diphtérie ont fourni un sérum très actif; les moutons et surtout les chèvres sont par contre très sensibles au poison diphtérique et l'immunisation demande à être faite avec beaucoup de prudence. Il en est de même pour les vaches, dont le lait peut devenir une source importante d'antitoxine.

« De tous les animaux capables de fournir de grandes quantités de sérum antidiphtérique, le cheval est le plus facile à immuniser. Il supporte la toxine beaucoup mieux que toutes les espèces dont nous venons de parler. Il n'est pas rare de rencontrer des chevaux chez lesquels 2 à 5 centimètres cubes de toxine forte, injectés d'emblée sous la peau, ne provoquent qu'une fièvre passagère et un œdème local promptement dissipé. Si on admet, avec M. Behring, qu'un animal fournit un sérum d'autant plus antitoxique que sa sensibilité à la toxine est plus grande, le choix du cheval peut sembler mauvais. Cependant, dès l'année 1892, avec M. Nocard, nous avons entrepris d'immuniser les chevaux contre la diphtérie, parce que les expériences, que j'avais entreprises avec M. Vaillard sur le tétanos, avaient montré que le sérum de cheval, même à des doses considérables, est inoffensif pour les animaux de laboratoire et aussi pour l'homme. Injecté sous la peau, il est résorbé en quelques instants, sans amener de réaction locale. De plus, rien n'est facile, comme de tirer de la jugulaire d'un cheval, aussi souvent que l'on veut et avec pureté, de grandes quantités de sang d'où se sépare un sérum d'une limpidité parfaite. Nous avons des chevaux dans la jugulaire desquels on a puisé plus de vingt fois, au moyen d'un trocart d'un gros calibre, et le vaisseau est resté aussi souple et aussi perméable qu'au premier jour. Le pouvoir immunisant du sérum de ces animaux est actuellement voisin de 100,000; il est facile de l'augmenter encore.

« Un autre avantage qu'il y a à se servir du cheval pour la production du sérum antitoxique, c'est la rapidité avec laquelle on peut immuniser cet animal. La preuve en est que nous avons pu en deux mois et vingt jours, en commençant par des doses de 1/4 de centimètre cube de toxine iodée à 1/10, arriver à des doses de 250 centimètres cubes de toxine pure sans qu'il y eût ni grande réaction locale, ni élévation considérable de la température. Pour « entretenir » les chevaux, le procédé le plus commode est d'injecter la toxine au moment même où l'on fait la saignée et de laisser l'animal au repos durant une vingtaine de jours ; ce procédé est cependant moins efficace que celui qui consiste à injecter fréquemment de petites doses de toxine.

X

« Quelles sont les propriétés expérimentales du sérum antidiphtérique ? Si l'on ajoute du sérum à la toxine diphtérique, celle-ci devient inoffensive et le mélange injecté aux animaux ne détermine aucun trouble, pas même de lésion locale. Cette action ne se produit pas seulement *in vitro*, mais elle se produit aussi dans l'organisme. Un cobaye auquel on donne une dose suffisante de sérum supportera ensuite une quantité de toxine diphtérique, sûrement mortelle pour les cobayes non préparés. On peut même injecter d'abord la toxine et plusieurs heures après le sérum, l'animal ne périra pas. Il va sans dire que la quantité de sérum nécessaire pour le sauver varie suivant la dose de toxine et aussi suivant le moment de l'intervention. Le sérum est préservateur et thérapeutique non seulement vis-à-vis de la toxine, mais aussi envers le virus vivant. Ces propriétés du sérum antidiphtérique ont été découvertes par M. Behring, elles sont la base du traitement de la diphtérie.

Elles sont dues à une substance spéciale qu'on appelle « antitoxine » et dont la nature nous est aussi inconnue que celle de la toxine diphtérique elle-même.

« Les animaux qui reçoivent l'antitoxine diphtérique deviennent réfractaires à la maladie dans un temps très court, presque immédiatement, mais cette immunité ne persiste pas, et après quelques jours ou quelques semaines, elle disparait, se montrant ainsi bien différente de celle qui est acquise par des injections successives de poison diphtérique.

XI

« Pour apprécier l'activité immunisante du sérum, M. Behring, le premier, a proposé un système qui consiste à estimer la force d'un sérum d'après la quantité nécessaire pour immuniser 1 gramme d'animal contre un volume de toxine sûrement mortel et injecté douze heures après le sérum. C'est ainsi qu'on dit qu'un sérum est à 1/1,000 quand 1 gramme de ce sérum immunise 1 kilogramme de cobaye contre une dose déterminée de toxine, capable de tuer dans un délai connu.

« Depuis quelque temps, cette façon de mesurer a fait place à une autre: pour M. Ehrlich, l'unité immunisante est représentée par 1/10 de centimètre cube d'un sérum qui, mélangé avec 8/10 de centimètre cube de toxine normale, la neutralise au point que le tout injecté sous la peau d'un cobaye ne produit aucun œdème.

« Quoi qu'il en soit, il nous suffira de dire que la toxine que nous avons employée tue en quarante-huit heures à la dose de 1/10 de centimètre cube, un cobaye de 500 grammes et que, si on mélange cette quantité à 9/10 de centimètre cube de toxine, on ne voit se produire aucun œdème chez l'animal. Il n'y a pas non plus de réaction locale si l'on injecte 1 centimètre cube du mélange contenant 1/30 de sérum ; avec le mélange à 1/50 on voit se produire un léger œdème, mais le cobaye reste bien portant.

XII

« Le pouvoir préventif du sérum se manifeste lorsqu'on donne celui-ci avant la toxine. Dans ces conditions, les animaux résistent toujours si la quantité du sérum est proportionnée à celle de la toxine. Il suffit que les cobayes aient reçu douze heures auparavant 1/100,000 de leur poids de sérum pour qu'ils résistent à une dose de toxine qui tue les cobayes témoins en cinq jours. Avec 1/50,000 ils supportent une injection de culture diphtérique mortelle en quarante-huit heures pour les témoins.

« Si l'on introduit la toxine la première, il faut alors d'autant plus de sérum qu'on est intervenu plus tard ; après six heures, des injections de sérum à 1/1,000 sont efficaces, mais après douze heures, elles ne le sont plus. Par contre, après l'inoculation sous-cutanée du bacille diphtérique, l'intervention est encore active, même douze et dix-huit heures après l'infection.

« En résumé, le sérum antidiphtérique est loin d'avoir les propriétés immunisantes du sérum antitétanique, lequel est préventif à 1/10,000,000 et cependant il donne des résultats thérapeutiques bien supérieures à celui-ci.

« Si, après avoir injecté préventivement du sérum antitoxique, on détermine expérimentalement la diphtérie vulvaire chez le cobaye femelle, on voit dès le second jour, les lésions locales diminuer, les fausses membranes se détacher, tandis que, chez les témoins, la muqueuse est rouge, œdématiée, la température élevée et l'état général mauvais.

« Si, d'un autre côté, on injecte après l'inoculation diphtérique le sérum à la dose de 1/10,000 à 1/1,000 du poids de l'animal, celui-ci guérit très bien et dès le deuxième jour on voit déjà les fausses membranes se détacher.

« Quand, pour se placer autant que possible dans les conditions de la pathologie humaine, on injecte préventivement à un lapin du sérum antitoxique et qu'ensuite on lui inocule la diphtérie trachéale, on voit alors que la maladie ne se traduit par aucun malaise apparent, si l'on a soin d'injecter le sérum antidiphtérique à dose suffisante. De même, une injection de ce même sérum après l'infection arrête rapidement une diphtérie déjà bien développée, pourvu que l'inoculation soit faite assez tôt.

« Pour ce qui concerne les diphtéries avec associations microbiennes, en particulier avec association streptococcique, les résultats obtenus ont été beaucoup moins satisfaisants ; nous avons à plusieurs reprises sauvé des lapins traités six ou huit heures après l'infection trachéale, mais il fallait renouveler à plusieurs reprises les injections de sérum thérapeutique. Quand le traitement n'a été institué qu'après douze heures, les animaux ont toujours succombé.

XIII

« Une fois la question du sérum antidiphtérique étudiée au point de vue expérimental, nous en avons essayé l'application dans le traitement de la diphtérie humaine. Toutes nos expériences ont été faites à l'hôpital des Enfants-Malades, avec MM. Martin et Chaillou. Du 1er février au 24 juillet 1894, 448 enfants sont entrés au pavillon de la diphtérie et ont fourni une mortalité de 109 décès, soit 24,33 p. 100 ; or, cette mortalité a été en moyenne, de 1890 à 1895, 51,71 p. 100 pour un total de 3,971 enfants ; le bénéfice procuré par le traitement, toutes les conditions restant les mêmes est donc de 27,28 p. 100. Au cours de cette même période de temps, 500 enfants entraient pour diphtérie à l'hôpital Trousseau : 316, c'est-à-dire 63,20 p. 100 succombaient.

« Telle est la statistique brute ; mais, pour bien juger la question, il faut retrancher de nos 448 enfants entrés au pavillon de la diphtérie, 128 qui n'étaient pas atteints, ainsi que l'a constaté l'examen bactériologique, de diphtérie vraie à bacilles Klebs-Loeffer ; il faut encore supprimer 20 cas ayant entraîné la mort avant toute espèce de traitement. Nous avons donc de la sorte 300 cas de diphtérie vraie avec une mortalité de 78 décès, soit 26 p. 100, alors qu'une statistique antérieure, établie dans les mêmes conditions, donnait une mortalité de 50 p. 100.

XIV

« Le sérum que nous avons employé et qui provenait de chevaux immunisés avait une activité comprise entre 50,000 et 100,000. A tous les malades entrants nous donnions systématiquement 20 centimètres cubes de ce sérum, en une seule piqûre, sous la peau du flanc; l'injection n'était pas renouvelée si l'examen bactériologique établissait qu'il ne s'agissait pas de diphtérie; du reste, lorsque c'était le cas, nous n'avons jamais vu survenir le moindre inconvénient.

« L'injection n'est pas douloureuse, et, si elle est faite aseptiquement, elle ne donne lieu à aucun accident. Vingt-quatre heures après la première injection, nous en faisons une seconde de 20 ou de 10 centimètres cubes, et ces deux injections suffisaient le plus souvent pour mener à bien la guérison.

« Toutefois si la température restait élevée, nous pratiquions encore une injection de 20 ou de 10 centimètres cubes. Le poids moyen des enfants étant de 14 kilogrammes, ils ont reçu, en général, plus du millième de leur poids de sérum, et, dans quelques cas exceptionnels, presque le centième.

« Les accidents consécutifs à la diphtérie sont des plus rares après le traitement par le sérum, mais nous avons cependant observé des paralysies. Parfois aussi, pendant la convalescence, nous avons vu survenir des éruptions, analogues d'aspect à l'urticaire, et provoquées par le sérum.

XV

« Voici maintenant la classification des cas de diphtérie que nous avons traités; il faut d'abord les diviser en angines et en croups. Parmi les angines, il faut distinguer celles qui sont pures et celles qui sont associées à d'autres microorganismes. Les cas d'angine pure ont été au nombre de 120 avec 9 décès, soit une mortalité de 7,5 p. 100; parmi les 9 enfants qui sont morts, 7 n'ont séjourné que vingt-quatre heures à l'hôpital. Si on les défalque des chiffres précédents on arrive alors à une mortalité de 1,66 p. 100.

« Nous ferons, en outre, remarquer que, des deux malades qui ont succombé, l'un était atteint en même temps de péritonite tuberculeuse, l'autre de rougeole très grave : on pourrait donc en conclure avec raison que toute angine pure devra guérir si elle est traitée à temps.

« Sous l'influence des injections, l'état général est resté excellent; quant aux fausses membranes, elles cessent d'augmenter dans les vingt-quatre heures qui suivent la première injection; après trente-six, quarante-huit, soixante-douze heures au plus tard, elles se détachent. Sept fois seulement elles ont persisté plus longtemps.

« La température baisse souvent dès la première injection, brusquement; si elle persiste dans les angines graves, elle ne tombe qu'après la deuxième ou troisième injection, en lysis. Quant au pouls, il redevient normal moins rapidement que la température.

« Un tiers des diphtériques, ainsi que le montrent les statistiques, présentent de l'albuminurie, et celle-ci n'ayant été constatée que 54 fois sur 120 cas traités par le sérum, il semble bien évident que la médication diminue la fréquence de ce symptôme.

Les cas d'angine avec associations microbiennes se sont comportés autrement; les angines associées avec le petit coccus ont toutes guéri; il en a été de même de celles qui s'associaient avec les staphylocoques pyogènes. Quant aux angines associées aux streptocoques et dont on connaît l'extrême gravité, elles ont été au nombre de 35 dont 12 ont succombé, soit une proportion de 34,28 p. 100, tandis que la mortalité habituelle est de 87 p. 100. Les symptômes généraux ont été notamment amendés et les fausses membranes se détachaient plus facilement. Il a toujours fallu prolonger les injections de sérum, dont la quantité employée s'est élevée jusqu'à 75 centimètres cubes.

XVI

« Les croups doivent être, de leur côté, distingués en croups opérés et croups non opérés. Nous avons traité 10 cas de la dernière catégorie, avec un seul décès, et encore s'agissait-il d'un cas de laryngite diphtérique avec association de streptocoques. Les croups opérés sont au nombre de 121 avec une mortalité de 56 cas, soit une proportion de 46,28 p. 100. De même que pour les angines, il est indispensable de distinguer les croups opérés diphtériques purs d'avec les croups à associations, car leur gravité est bien différente.

« Parmi les premiers, nous avons un total de 49 cas avec 15 décès, soit une mortalité de 30,61 p. 100; mais, si nous retranchons de ce chiffre 4 décès survenus moins de vingt-quatre heures après l'entrée des malades dans les salles et où il s'agissait de diphtéries toxiques, nous arrivons à la proportion de 22,44 p. 100.

« Parmi les croups à associations microbiennes, nous avons 9 cas de croups associés au petit coccus avec 1 décès; 11 cas de croups avec staphylocoques et 7 morts, soit une mortalité de 63 p. 100 (50 p. 100 si l'on retranche de cette dernière catégorie, croups avec staphylocoques, 3 décès survenus moins de vingt-quatre heures après l'entrée des malades au pavillon); 52 cas de croups avec associations de streptocoques et 33 morts c'est-à-dire une mortalité semblable à celle de la catégorie précédente, soit 63 p. 100. Il faut remarquer que la plupart des décès, dans ces diverses subdivisions, utiles à conserver aussi bien au point de vue statistique qu'au point de vue clinique, étaient dus à la bronchite pseudo-membraneuse. Enfin, à la maladie si grave que constitue la diphtérie, sont venues s'ajouter plusieurs fois la rougeole ou la scarlatine.

« Les croups les plus graves sont certainement ceux qui sont associés avec le streptocoque, et la preuve en est que 7 enfants, atteints de diphtérie toxique, ont séjourné moins de vingt-quatre heures dans les salles. Si nous retranchons de la totalité des cas de croups opérés ceux qui se trouvent être dans ces conditions et qui réellement ne peuvent pas être comptés comme des insuccès de la méthode, nous arrivons ainsi à avoir 107 opérés, 42 décès et une mortalité de 39,25 p. 100.

XVII

« Quoique ces résultats semblent déjà très encourageants, nous pensons cependant qu'on peut en obtenir encore de meilleurs; c'est surtout par une hygiène appropriée, par un isolement plus parfait du malade qu'on parviendra à éviter une des causes fréquentes de mort, les contagions secondaires qui se produisent à l'hôpital. Nous ne voulons pas seulement parler de la rougeole, de la scarlatine, dont les exemples ne sont pas exceptionnels, mais des infections de toute espèce, et en particulier de l'infection streptococcique. Nous avons vu, en effet, 12 enfants, entrés pour des croups purs, qui brusquement succombaient à une broncho-pneumonie à streptocoques; cela tient à ce que les enfants trachéotomisés sont dans les salles communes ; aussi n'est-il point rare de voir survenir de véritables épidémies de broncho-pneumonie déterminées par l'arrivée d'un enfant atteint de croup diphtérique associé aux streptocoques.

« Enfin, il faudrait pouvoir, pour obtenir des résultats plus favorables encore, instituer le traitement aussitôt que possible après le début de la maladie ; à combien d'enfants n'éviterait-on pas la trachéotomie, cette porte d'infection, si le sérum était administré plus hâtivement ? Nous espérons même que cette opération deviendra de plus en plus rare, en combinant le tubage avec les injections de sérum.

« Tels sont les résultats que nous avons obtenus et qui nous font bien augurer de l'avenir. Ajoutons, en terminant, que nous avons, avec le traitement par le sérum, proscrit tout traitement local et que nous nous sommes contentés de faire des irrigations de la gorge avec de l'eau simplement bouillie, ou à laquelle on a ajouté par litre 50 grammes de liqueur de Labarraque. »

XVIII

A la communication de M. Roux, M. le docteur Behring ajoute : « Les antitoxines que j'ai introduites dans la thérapeutique de la diphtérie sont des substances chimiquement indéterminées, qui se trouvent en proportions définies et constantes dans le sérum des animaux immunisés contre le bacille de Löffler.

« De nombreuses expériences faites par moi ont démontré la parfaite innocuité de ces antitoxines, qui ne produisent pas de réaction, ni locale, ni générale.

« L'action spécifique du sérum antidiphtérique est d'autant plus sûre et plus rapide que le traitement est plus précoce. Comme ce sérum ne présente aucun danger, on peut y avoir recours, même dans les cas simplement suspects.

« Les injections doivent être aseptiques et on peut se servir de la seringue de Koch à ballon préalablement stérilisée. On injecte à la fois toute la dose contenue dans un flacon (10 à 12 centimètres cubes). Il ne faut pas faire de massage après l'injection, l'absorption du liquide étant plus rapide et les douleurs moindres lorsqu'on s'abstient de cette pratique. Quelques jours après l'injection, on observe de l'urticaire, qui disparaît peu après et qui n'est pas produite par l'antitoxine, mais par le sérum animal.

« C'est dans l'albumine de l'organisme vivant qu'il faut chercher la source de l'antitoxine, et ce n'est pas seulement sous l'influence d'une toxine spécifique que la réaction de cette albumine se produit. Il ne s'agit pas d'une neutralisation directe du virus pathogène, mais plutôt de réactions provoquées dans l'animal sous l'influence du virus diphtérique, réactions qui produisent l'antitoxine.

Ce traitement indirect a donné à M. Behring de bons résultats dans les maladies postdiphtériques des animaux.

XIX

M. le Dr Aronson (de Berlin) dit, comme M. Roux, que c'est le sérum de cheval qu'il emploie, parce qu'il considère comme le plus efficace le sérum obtenu par l'immunisation de chevaux avec des cultures à travers lesquelles on a fait passer un courant d'oxygène. Le sérum de ces animaux est trois fois plus fort que celui de M. Behring. Depuis le mois de mars dernier jusqu'à la fin de juillet, il a traité avec le sérum dont il vient de parler 192 malades atteints de diphtérie (dont le diagnostic a été contrôlé par l'examen bactériologique), sur lesquels 14 p. 100 sont morts ; si l'on retranche de cette statistique les enfants amenés à l'hôpital tout à fait moribonds, il reste 169 cas avec 19 décès, soit une mortalité de 11,2 p. 100. Dans le même hôpital, la mortalité était :

En 1891 pour 203 cas de 32,5 p. 100 ;
En 1892 — 341 — de 35,4 p. 100 ;
En 1893 — 426 — de 41,7 p. 100 ;

et de janvier jusqu'en mars 1894, 41,8 p. 100 ;

Pendant les quatre mois et demi qu'on a pratiqué ces expériences, on n'a pas fait une seule trachéotomie, sauf sur les malades qui, à leur entrée à l'hôpital, avaient déjà du tirage.

Ce traitement a été employé aussi dans 82 cas traités dans d'autres hôpitaux, ce qui donne un total de 274 cas avec une mortalité de 15,3 p. 100.

L'évolution de la maladie, sous l'influence de ce traitement, concorde parfaitement avec ce qu'a affirmé M. Roux.

M. Aronson a employé aussi le sérum antidiphtérique pour immuniser les enfants des familles où il y avait des cas de diphtérie (1 centimètre cube du sérum qu'il prépare suffit pour l'immunisation de ces enfants). Sur 130 enfants ainsi traités préventivement, 2 seulement ont été atteints d'une diphtérie très légère.

XX

En dehors des angines diphtériques à association bactérienne, qui sont toujours très graves, mais pas désespérées cependant, le croup vrai est toujours une manifestation des plus redoutables. Un des élèves les plus brillants de Behring, M. Kossel, a eu l'occasion de soigner plusieurs cas semblables, et il s'exprime ainsi à ce sujet :

« Quand le larynx est atteint, on observe souvent au bout de vingt-quatre ou quarante-huit heures — à ce moment par conséquent où, dans l'angine diphtérique pure, les fausses membranes deviennent habituellement déliquescentes — une exagération de la gêne respiratoire. Mais le plus souvent ce phénomène disparaît sous l'influence des inhalations d'eau salée. Il peut arriver encore que la sténose s'exagère sous l'influence de la déliquescence des membranes que l'action curative de l'injection de sérum provoque et que vingt-quatre ou quarante-huit heures plus tard la trachéotomie doit être faite. L'un des plus grands dangers de la trachéotomie, celui qui ordinairement en rend, chez les enfants, le pronostic si grave, est l'extension du processus diphtérique en aval de la canule. A la suite de la sérothérapie je n'ai jamais constaté pareille chose. Souvent on peut déjà au troisième ou quatrième jour enlever initivement la canule sans aucun inconvénient. »

XXI

Comment se forment ces antitoxines? Nous avons développé ce point dans un autre chapitre, où nous avons parlé très longuement d'une autre communication faite par Roux sur ce sujet. Une question que nous devons élucider ici, c'est de savoir combien de temps se conservent ses propriétés antitoxiques.

Il est tout naturel que ce pouvoir va en s'affaiblissant, à mesure qu'on s'éloigne d'une attaque diphtérique ou d'une inoculation préventive. Cependant le sérum reste immunisant pendant plusieurs semaines et même pendant plusieurs mois. Un moyen de maintenir longtemps le pouvoir immunisant, c'est de faire une injection intraveineuse de toxine au moment de la saignée (procédé de Nocard). On ne peut donner une période absolue, car le pouvoir de l'immunisation varie lui-même suivant le degré des injections antidiphtériques et, aussi, suivant l'espèce animale. Mais quand on a obtenu l'immunisation définitive d'un animal, on entretien ce pouvoir antitoxique de l'animal en lui injectant, tous les quatorze jours, une petite dose de toxine.

XXII

Le lendemain de l'intéressante communication de Roux, de nombreuses statistiques furent publiées sur la méthode de Behring si bien appliquée et vulgarisée par notre savant compatriote. La plupart des cliniciens ont apporté de précieux documents à l'appui de la sérumthérapie. En France, Moizard, Descroizilles, Legendre, Jules Simon ont appliqué avec succès cette méthode. Le Dr Peyron, directeur de l'Assistance publique, a relevé l'intéressante statistique suivante qui démontre l'influence bienfaisante de la sérumthérapie dans la diphtérie.

Cette communication faite au Comité consultatif d'Hygiène de France, le 10 décembre dernier, donne les chiffres comparatifs des résultats avant et depuis le traitement nouveau à l'hôpital Trousseau et des Enfants-Malades.

Le tableau suivant présente d'abord les résultats de l'année 1887 à l'année 1893 :

ANNÉES		CAS TRAITÉS		DÉCÈS		POURCENT.	
1887	Enfants-Mal.	802	1.577	508	959	63,34	60,81
	Trousseau. .	775		451		58,19	
1888	Enfants-Mal.	874	1.783	601	1.153	65,18	64,66
	Trousseau. .	909		552		58,29	
1889	Enfants-Mal.	873	1.928	569	1.184	65,18	61,41
	Trousseau. .	1.055		615		58,28	
1890	Enfants-Mal.	1.002	2.107	560	1.208	55,81	57,33
	Trousseau. .	1.105		648		58,64	
1891	Enfants-Mal.	957	1.903	502	1.021	52,45	53,65
	Trousseau. .	946		519		54,86	
1892	Enfants-Mal.	997	2.070	475	1.038	47,75	50,14
	Trousseau. .	1.073		563		52,47	
1893	Enfants-Mal.	1.015	1.877	492	963	48,47	51,30
	Trousseau. .	862		471		54,44	

Voici, maintenant, le tableau comparatif des résultats du nouveau traitement commencé le 1er février 1894 à l'hôpital des Enfants-Malades, et seulement à compter du 18 septembre à l'hôpital Trousseau; résultats considérés d'abord séparément dans chacun de ces hôpitaux, et, ensuite, dans les deux hôpitaux réunis.

DÉSIGNATION	CAS traités.	DÉCÈS	POURCENT.
Hôpital des Enfants-Malades	780	164	21,00
Hôpital Trousseau.	247	39	15,02
Hôpitaux des Enfants-Malades et Trousseau réunis.	1.027	203	19,76

Les tableaux ci-après présentent les résultats comparatifs ci-dessus répartis selon les mois de l'année : on y voit les différences accentuées de fréquence durant les mois d'été et d'hiver.

MOIS	CAS TRAITÉS	DÉCÈS	POURCENTAGE
Janvier.	1.262	722	57,21
Février.	1.247	737	59,10
Mars.	1.374	857	60,91
Avril.	1.312	761	58,00
Mai.	1.226	698	56,93
Juin	1.088	574	55,29
Juillet	957	519	54,23
Août.	989	520	52,58
Septembre. .	782	430	54,98
Octobre	851	501	58,87
Novembre . . .	1.026	523	50,97
Décembre . . .	1.181	704	59,61
Total.	13.245	7.536	56,82

MOIS	CAS TRAITÉS Sortis et décès. Enfants-Malades.	Trousseau.	DÉCÈS Enfants-Malades.	Trousseau.	POURCENTAGE Enfants-Malades.	Trousseau.
Février . . .	77	—	19	—	24,67	—
Mars.	99	—	27	—	27,20	—
Avril	86	—	28	—	32,55	—
Mai	77	—	18	—	23,37	—
Juin.	60	—	13	—	21,66	—
Juillet. . . .	65	—	13	—	20,00	—
Août.	50	—	9	—	18,00	--
Septembre. .	77	16	8	3	10.39	18,75
	93		11		11,82	
Octobre . . .	106	122	14	16	13,20	13,11
	228		30		13,15	
Novembre . .	83	109	15	20	18,07	18,34
	192		35		18,22	

Enfin, cette intéressante communication est complétée par les renseignements contenus dans le tab au suivant sur les enfants venus de la province et traités dans les hôpitaux depuis trois mois :

DÉSIGNATION	ENTRÉES	SORTIES	DÉCÈS	PRÉSENTS
Enfants-Malades :				
Septembre	4	3	1	»
Octobre	18	16	2	»
Novembre	25	14	5	6
Trousseau :				
Octobre	4	3	1	»
Novembre	21	12	2	7

M. Gillet a relevé également une très intéressante statistique des cas de diphtérie traités par le sérum, depuis quelques mois, par différents cliniciens; cette statistique est fort démonstrative.

DÉMONSTRATION	CAS	GUÉRISONS	MORTS	POURCENT.
Kossel.	233	»	»	23
Kört.	121	81	40	33,1
Bökai	35	30	5	14,18
Gerlöczy.	14	9	5	»
Œrtel et von Ranke .	8	1	7	»
— — .	19	15	4	»
Von Seitz	8	8	»	»
Ehrlich	89	»	»	13,5
Aronson	255	226	31	12,1
Ethel Saw.	6	5	1	»
Roux	448	»	»	24,3
Katz.	128	»	»	13,2
Weigler	63	»	»	28
Charon.	13	»	4	»
Rumpf.	26	»	»	8
Hilbert.	11	11	»	»
Moizard	231	197	34	14,70
Le Gendre	18	16	2	12,1

DÉMONSTRATION	CAS	GUÉRISONS	MORTS	POURCENT.
Dancieno.	1	1	»	»
Ollivier Galley . . .	2	1	1	»
Feer.	4	4	»	»
Lebreton.	242	214	28	11,57
Blache	3	3	»	»
Campbell Wite. .	20	15	5	»
Simpson.	3	1	2	»
Los Cristie.	3	3	»	»
Polienctoff.	10	9	1	»
Debize	9	9	»	»
Börger.	30	28	2	7
Schubert.	34	»	»	18
Canon	15	»	»	20
Kumbzen.	25	»	»	12
Strahlmann	100	100	»	»
Demuth	3	3	»	»
Seitz.	28	27	1	»
Mosler.	30	28	2	»
Hager	24	23	1	»
Rabot	47	»	»	34
Gevaert	2	2	»	»
Mya	16	14	2	»
Massei	4	4	»	»
G. Simes.	70	»	»	10
Hahn (cas grav. éliminés 15)	205	»	49	24
Galatti.	3	»	3	»
Dessaux.	7	7	»	»
Heim	27	20	7	22
	31	15	6	28,4
Monti	25	24	1	»
Unterholzner. . . .	36	»	»	25,80
Virchow et Baginsky	303	263	40	13,2
Washbourn	72	58	14	19,44
Herringham	18	14	4	»
Moeller.	64	37	27	»
Widerhoffer	99	75	24	24,3
Gnändinger	27	16	11	40,7
Siegel	12	»	12	»
Sorenenburg. . . .	107	85	22	20,5
S. Bernheim. . . .	7	6	1	»

XXIII

Il est superflu d'insister encore sur l'importance de ces statistiques, qui mettent au point la question du nouveau traitement ; et il n'était pas inutile, on le voit, de les placer en regard des discussions, plus ou moins offensives.

Ces attaques contre la sérumthérapie sont venues de l'Allemagne même et proviennent d'hommes très éminents. Tandis que Baginsky affirme que la mortalité diphtérique a considérablement baissé (de 13 à 20 p. 100, au lieu de 40 p. 100) d'autres cliniciens (Gottstein et Schleisch) contestent avec la plus grande énergie l'influence du sérum immunisé et attribuent les résultats favorables au hasard.

En Autriche, Widerhoffer rapporte l'observation de 100 cas de diphtériques traités dans les conditions les plus déplorables par le sérum de Behring : il a noté 23 décès et 74 guérisons et 3 états stationnaires. En ce qui concerne l'action des injections dans les cas ordinaires de diphtérie grave, dit ce clinicien, on a constaté qu'après la première ou la deuxième injection l'exsudat, de jaunâtre qu'il était au début, devient blanc et prend une coloration laiteuse, puis les fausses membranes s'enroulent et tombent. On constate ce fait surtout pour les formes pures, tandis que dans les formes mixtes l'exsudat se résout en une masse pultacée et son enroulement et sa chute sont moins nets. On trouve aussi cette transformation en détritus laiteux dans les bronches des enfants qui ont succombé au croup. Le jour, qui suit l'injection, on trouve en général un gonflement des ganglions et de l'œdème du cou, mais il se produit, au plus tard quarante-huit heures après la première injection, une amélioration de l'état général telle qu'on peut la qualifier non pas de surprenante, mais d'incroyable.

Bokai, de Budapest, obtient les mêmes résultats favorables par le sérum immunisé : sa mortalité dans la diphtérie est de 14,28 p. 100.

A Kœnigsberg, Hilbert a traité 11 cas de diphtérie, dont 2 croups, par le sérum immunisé, sans un seul décès.

Charon, de Bruxelles, signale 4 morts sur 13 diphtériques traités par le sérum de Roux, et dont 11 avaient subi la trachéotomie. Sur les cas de mort, 2 sont survenus chez des enfants qui ont succombé deux heures après leur entrée à l'hôpital. Les 2 autres sont morts de broncho-pneumonie survenue après la trachéotomie.

Tandis que les statistiques favorables viennent de tous les points de la France, de l'Allemagne, de la Belgique, de l'Autriche-Hongrie, on connait moins les résultats obtenus en Italie et en Angleterre, où les expériences ont été faites avec moins de zèle. En Italie on a accueilli cette découverte thérapeutique avec un grand scepticisme, qui certes a dû disparaître depuis.

XXIV

Pour rendre un compte exact de ce que peut donner la sérumthérapie contre le bacille diphtérique, le gouvernement allemand a prié tous les praticiens d'employer cette médication durant quelques mois, de relever une statistique précise et de l'adresser au Conseil supérieur d'hygiène. On ferait bien d'adopter cette mesure dans notre pays.

Il nous paraît inutile de revenir sur quelques inconvénients accompagnant ou survenant à la suite d'une injection de sérum. Le plus fréquent de ces accidents est l'urticaire, ou bien d'autres variétés d'éruption cutanée. Ces troubles passagers sont rarement accompagnés d'hémorragie. Mendel en a cité cependant un cas. Pullmann a rapporté d'autres complications : des douleurs articulaires, de la diarrhée et de la tendance aux syncopes. Baginsky a observé que les enfants, qui succombaient à la diphtérie, malgré la sérumthérapie, présentaient des symptômes cardiaques graves (arythmie, tachycardie). Mais ces phénomènes sont également observés chez des diphtériques qui n'ont pas été immunisés, et par conséquent la sérumthérapie ne peut être incriminée.

On a remarqué que l'injection de sérum donnait un véritable coup de fouet à l'évolution de la tuberculose chez les enfants diphtériques. De même, il existe chez les diphtériques traités par l'antitoxine, une grande intolérance pour les médicaments antiseptiques. Il est donc préférable de n'avoir recours qu'à l'asepsie.

L'albuminurie n'est pas plus fréquente chez les diphtériques immunisés que chez ceux ne recevant pas de sérum.

On ne peut encore avoir une opinion définitive sur l'action du sérum contre les paralysies consécutives à la diphtérie. Jones (de Londres) et Le Gendre (de Paris) pensent que le sérum n'exerce aucune action sur ce genre de paralysie : c'est une question à réserver.

XXV

Un point qu'il serait intéressant d'étudier, ce serait de connaître la puissance prophylactique absolue du sérum immunisateur. Behring s'est déjà occupé de ce point. Il conseille d'injecter 5 centimètres cubes de sérum aux enfants âgés moins de 10 ans, et 10 centimètres cubes au-dessus. Crouzon, qui a pratiqué ces injections prophylactiques à 230 sujets, n'a eu que 2 cas de diphtérie légère. Baginsky, à Berlin, a eu un résultat à peu près identique. Personnellement, j'ai injecté 28 fois du sérum à des sujets entourant des diphtériques et je n'ai pas observé chez eux un seul cas de diphtérie. Toutefois, j'ai injecté, d'après les conseils de Hilbert, une dose plus élevée, c'est-à-dire 10 à 20 centimètres cubes et j'ai renouvelé cette injection deux fois à 20 jours d'intervalle.

XXVI

Gabritschevsky a étudié la phagocytose dans la diphtérie expérimentale. Il a injecté une culture pure de bacilles de Lœffler dans la chambre antérieure de l'œil du lapin. L'émigration des leucocytes dans la chambre antérieure commence une heure après l'injection. Peu après, commence la phagocytose. Comme le virus diphtérique est un poison nécrosique, on aperçoit, huit heures après l'injection, un grand nombre de leucocytes nécrosés, dont les noyaux désagrégés ont l'aspect de petites boules fortement colorées, en même temps qu'une culture de bacilles libres. Si on immunise, au contraire, ces lapins avant de leur injecter des bacilles de Lœffler, l'action phagocytaire des leucocytes se produit au bout de huit heures, et il est impossible de voir dans la chambre antérieure de l'œil de ces lapins immunisés des bacilles diphtériques libres : ces derniers se trouvent tous contenus dans des phagocytes.

Le processus de la guérison de la diphtérie, suivant Gabritschevsky, se produit donc dans l'ordre suivant : réaction leucocytaire locale, séquestration de la muqueuse infectée et nécrosée ensuite activité phagocytaire des leucocytes défendant l'organisme contre les infections plus profondes et secondaires.

XXVII

De toute cette étude, nous pouvons conclure avec Kossel :

1° Que le sérum immunisé d'après Behring constitue un remède qui ne possède, d'après l'expérience faite aujourd'hui, aucune influence nocive en contre-indiquant l'emploi chez l'homme.

2° Que le sérum antidiphtérique a donné dans les cas de diphtérie les succès les plus remarquables, partout où il a été employé avec précaution et en quantité suffisante.

3° Enfin qu'il est constant, bien que l'expérimentation n'ait pas encore tout dit à cet égard, que l'on peut produire, au moyen de l'inoculation de ce sérum, une immunisation passagère et que cette dernière peut être prolongée aussi longtemps qu'on le veut par le renouvellement des injections.

CHAPITRE VI

TUBERCULOSE

I

On peut dire d'une façon générale que la nature microbienne de la tuberculose était admise par presque tous les auteurs avant la découverte du microorganisme pathogène. Villemin, en 1866, avait établi, par ses expériences, la nature infectieuse de cette maladie; mais cette idée tellement nouvelle et, on peut le dire avec Cornil, révolutionnaire, eut peu de retentissement en France. Et pendant que chez nous les auteurs cherchaient encore à établir d'une façon définitive l'unité de la tuberculose, les Allemands se mettaient à exploiter, pour leur compte, la découverte de Villemin. C'est à Robert Koch que revient l'honneur d'avoir découvert, le premier, le bacille de la tuberculose. Il ne s'arrêta pas là: il réussit à l'isoler, à le cultiver à l'état de pureté, et ses cultures pures ont toujours reproduit la tuberculose sous toutes ses formes. Les résultats ont été confirmés depuis par tous les expérimentateurs. La communication de R. Koch fut faite le 10 avril 1882 à la Société de Physiologie de Berlin.

Le bacille de la tuberculose est un bâtonnet de 3 à 6 μ de longueur en moyenne, pouvant atteindre 7 et même 8 μ et de 3 à 5 dixièmes de μ de diamètre. Son diamètre est invariable dans toute sa longueur; il n'est ni étranglé à la partie moyenne, ni renflé à ses extrémités; celles-ci, au contraire, paraissent très souvent acuminées légèrement. Une fois coloré par des procédés spéciaux, il se présente sous l'aspect d'un bâtonnet homogène uniformément coloré; quelquefois, à un grossissement très fort (1,000 ou 1,200 D.), il semble constitué par un chapelet de petits grains fortement colorés. Ces bacilles sont en général recourbés. Il est presque impossible de les voir sans coloration préalable.

Ce microorganisme est aérobie, c'est-à-dire qu'il ne vit et ne peut vivre qu'en présence de l'oxygène, contrairement aux microbes anaérobies, qui ne peuvent se développer qu'à l'abri de ce gaz. Cette nature aérobie des bacilles de Koch explique sa prédilection pour le tissu pulmonaire.

II

Chez tous les animaux à sang chaud, le bacille de Koch peut se développer, mais à des degrés divers : nous retrouvons là l'influence du terrain. D'autre part, dans la tuberculose spontanée des animaux, notamment celle des oiseaux, il y a lieu, nous le verrons, de faire une différence capitale entre les bacilles de ces lésions et celui des lésions de l'homme et des mammifères en général.

La tuberculose spontanée est très fréquente chez l'homme. On estime qu'un cinquième de la totalité des décès est attribuable à la phtisie sous toutes ses formes. Elle est également commune chez les bovidés. Chez ces animaux, la marche de la maladie et les lésions sont identiques à celles de l'homme. La transformation calcaire est cependant plus fréquente.

R. Koch a étudié les lésions de la pommelière et leur bacille pathogène et arrive à ces conclusions, admises aujourd'hui par tous les auteurs, que la tuberculose des vaches et son bacille pathogène sont absolument identiques à la tuberculose humaine et au bacille qui la détermine.

Le cheval, le porc et le mouton présentent souvent des lésions tuberculeuses analogues aux lésions de la tuberculose humaine. Le bacille pathogène est le même et possède les mêmes propriétés ; sa virulence n'est point diminuée ni augmentée. Les cultures et les inoculations ont donné les mêmes résultats que pour la tuberculose bovine.

Le chien, moins souvent tuberculeux, n'est

cependant pas si exposé à cette infection. Beaucoup d'expérimentateurs, qui ont admis l'immunité tuberculeuse chez cet animal, ont dû avouer leur erreur et reconnaître, devant les pièces anatomiques que le chien est loin d'être réfractaire au bacille de Koch.

Le singe, transporté dans nos pays, devient facilement tuberculeux par contagion : c'est ce qui semble prouvé par les dernières expériences de Krishaber et Dieulafoy. On n'a pas connaissance de la tuberculose spontanée de ces animaux à l'état de liberté. Krisbaber et Dieulafoy ont démontré que la quantité énorme des singes mourant de phtisie était due au manque absolu d'hygiène et de précautions en vue de garantir ces animaux des causes de contagions nombreuses auxquelles ils sont exposés dans nos laboratoires et ailleurs.

Comme nous l'avons affirmé en maintes circonstances, la chèvre, sans être complètement réfractaire à la phtisie, devient cependant rarement tuberculeuse spontanément. A quoi tient cette immunnité relative ? On ne peut admettre que la chèvre est moins exposée à la contagion que les autres animaux domestiques, car à la campagne, la chèvre, que l'on a appelée la vache du pauvre, vit le plus souvent au milieu de la famille et l'on sait combien la phtisie fait des victimes dans les familles pauvres de la campagne et des montagnes.

Longtemps méconnue et confondue avec la diphtérie, la tuberculose aviaire est maintenant bien établie. Un seul point est encore discuté, c'est de savoir si le bacille de la tuberculose est le même que celui de la tuberculose humaine ou s'il n'est qu'une variété d'une même espèce. Les derniers travaux semblent démontrer que cette dernière opinion est la vraie.

Quoi qu'il en soit les lésions anatomo-pathologiques des deux tuberculoses sont absolument identiques au point de vue de la structure histologique. Les produits solubles sécrétés par les deux bacilles exercent également la même action immunisante. Il n'y a qu'une différence vraie, c'est celle du plus ou moins grand degré d'infection exercé par l'inoculation des bacilles, dont l'action varie des gallinacés aux bovidés. Nous reviendrons sur ce point lorsque nous étudierons la question d'immunisation tuberculeuse et les moyens qu'il faut employer pour l'obtenir.

III

Le bacille de Koch se développe-t-il facilement, concurremment avec d'autres microbes pathogènes? Son développement est-il gêné ou activé par la présence d'autres bactéries? C'est un point très utile à connaître dans l'intérêt de notre étude, et que Babès et Purcarrin ont mis en lumière. D'après les recherches de ces bactériologues, le bacille de Koch n'est pas incommodé par la présence des microbes suivants, ni par leurs produits de secrétions :

Microbes de la diphtérie ;
— du choléra des poules;
— de la putréfaction ;
— Staphylococcus pyogenes albus;
— Streptocoques du pus ;
— — lancéolés;

Le bacille de Koch se développe moins bien sur l'agent modifié par la culture préalable des microbes suivants, puis stérilisé :

Microbes de Friedlander.
— Pyogène fétide.
— Staphyloccus aureus.

Ensemencé sur un bouillon, qui porte une culture vivante de bactéries suivantes :

Staphycoccus aureus pyogenes,
Microbes de lr pomme de terre,

le bacille de Koch est complètement arrêté dans son développement.

Le milieu, qui a servi à cultiver le bacille de Koch, peut-il servir à la culture d'autres bactéries ?

Le staphylocoque aureus, le bacille pyogène

fétide, le bacille virgule de Koch, celui de Frænkel, celui du charbon, du pus bleu, le microbe tétragène, de Friedlander se développent bien, même celui-ci en présence d'une culture vivante de bacilles de Koch. La bactérie du choléra des poules, le streptocoque du pus, le microbe lancéolé de la pneumonie s'accroissent à peine sur la gélose qui a été occupée par une culture de bacilles de Koch pure, puis stérilisée. Si on laisse les bacilles de Koch sur le milieu nutritif, où l'on ensemence ces bactéries, elles ne se développent plus du tout.

Ces démonstrations concordent parfaitement avec les faits d'associations bactériennes de la tuberculose, spécialement étudiées par Babès. En effet, les microbes le plus souvent associés au bacille de Koch sont le streptocoque du pus et le microbe de la pneumonie : viennent ensuite le microbe du pus bleu, le streptococcus albus, et le micrócoccus tétragène de Gaffky.

IV

Comme les autres microbes, le bacille de Koch sécrète une grande quantité de produits solubles. Ces toxines, qui ont été expérimentées ces dernières années, ont été tirées des cultures du bacille humain, modifié ou non, des bacilles aviaires et aussi des produits tuberculeux nés dans l'organisme lui-même. La tuberculine de Koch n'est autre chose qu'un produit soluble préparé avec un procédé spécial connu de tout le monde aujourd'hui : c'est un extrait glycériné tiré des cultures pures du bacille de la tuberculose. Pour la préparer, il faut avoir des cultures pures de bacilles tuberculeux bien développés et nombreux. Les cultures habituelles, en bouillon glycériné, ne donnent pas, d'après Koch, des cultures assez belles et assez développées. Il emploie ce nouveau bouillon : bouillon de veau faiblement alcalin, avec 1 p. 100 de peptone, 4 à 5 p. 100 de glycérine; il remplit des fioles d'Erlenmayer avec 30 à 50 centimètres cubes de ce bouillon stérilisé, et l'ensemence de telle façon qu'un fragment de substance tuberculeuse surnage à la surface du liquide. Au bout de six semaines, on obtient une culture riche, dont on réunit les bacilles sur une plaque métallique. On arrose avec une solution de glycérine à 40 p. 100, on fait bouillir jusqu'à réduction du dixième du volume primitif, on filtre sur la porcelaine et on peut employer le filtrat.

Les toxines naturelles ou préparées sont plus ou moins actives suivant la richesse et la virulence des cultures. Disons cependant immédiatement que les produits solubles provenant du bacille humain sont plus dangereux que ceux retirés du bacille aviaire.

V

Ce résumé biologique du bacille étant décrit, voyons comment les expérimentateurs ont utilisé ces nouvelles connaissances dans le but thérapeutique.

On a cherché à enrayer la marche de la tuberculose ou à vacciner des animaux par différentes méthodes :

1° En inoculant au malade une autre maladie;

2° En inoculant au malade une tuberculose atténuée ou provenant d'une autre espèce (tuberculose aviaire);

3° En inoculant au malade les produits solubles du bacille (tuberculine);

4° En injectant aux phtisiques du sang provenant d'animaux souvent réfractaires à la tuberculose;

5° En injectant aux phtisiques du sérum provenant d'animaux vaccinés;

6° Enfin, en injectant du sérum provenant d'animaux immunisés.

VI

Nous allons examiner ces différents moyens et voir les résultats qu'ils ont donnés.

1° Porroncito a soutenu que les bovidés vaccinés

contre le charbon deviennent réfractaires à la tuberculose et que, chez les lapins ayant reçu un charbon faible, il ne se développe qu'une tuberculose des ganglions voisins sans retentissement sur les viscères.

Schmidt cite un cas de pleurésie tuberculeuse, avec épanchement considérable, ayant résisté au traitement le plus énergique. Survient, chez ce malade, un érysipèle s'étendant sur toute la surface du tronc. Avec la guérison de l'érysipèle, l'exsudat pleurétique se résolut et le malade recupéra une parfaite santé.

Tillmans résume ainsi ses recherches sur l'influence de l'érysipèle au cours d'un lupus tuberculeux : Quand un érysipèle survient sur une nappe lupique, on constate, comme Busch et Volkmann l'ont déjà affirmé, que les nodules, plus ou moins épais, se ramollissent, s'ulcèrent, suppurent; l'inflammation, très intense d'abord, finit par s'amender; la suppuration disparait, et on aperçoit la disparition absolue des nodules logiques. Sur huit cas observés ainsi par Grivet, quatre ont guéri grâce à l'érysipèle, et l'état local des autres lupiques s'est considérablement amélioré. Cazenave, Bazin, Lamarche et Anzaloni ont observé les mêmes résultats.

Brandt, de Hambourg, cite un cas remarquable qu'il put observer dans son service d'hôpital. Une jeune fille, âgée de douze ans, atteinte depuis seize mois d'un lupus tuberculeux avéré ayant envahi toute la face. Cette malade eut la bonne chance de voir survenir un érysipèle de la face. Huit jours après la guérison de l'érysipèle, qui avait recouvert toute la surface lupique, on remarqua la résolution et la guérison définitive de tous les nodules, et, chose curieuse, la surface cutanée recupéra toute son élasticité et son apparence première.

MM. Waibel et Schæfer ont rapporté deux cas plus intéressants encore :

« OBSERVATION I. — Homme, âgé de trente-trois ans, dont le père succomba de typhus et la mère de phtisie. Lui-même, en 1882, avait une néphrite aiguë, et retomba malade en 1887. Il perdit l'appétit, maigrit, toussa, expectora beaucoup.

Examen physique. — Déformation du thorax; matité des sommets où l'on entend de nombreux craquements; souffle au sommet droit. Fièvre vespérale.

En quelques mois, le malade devint misérable, et l'état local ainsi que l'état général firent augurer une issue fatale prochaine. A cette époque cachectique survint chez le malade un érysipèle de la face et du cuir chevelu. Cette aggravation tourna en faveur du patient. Deux jours après la convalescence de l'érysipèle, les troubles morbides des poumons s'amendèrent à ce point qu'au bout de deux mois le malade quitta l'hôpital, et, trois mois après l'érysipèle, il reprit ses occupations pénibles d'homme de peine, et depuis il resta guéri de son affection pulmonaire. »

Waibel attribue cet heureux résultat à la température si élevée qui accompagne l'érysipèle, et qui gênerait le libre développement et tuerait même les bacilles de Koch. Cette opinion est inadmissible.

Observation II (Dr Schæfer). — Chez le sieur W..., prisonnier, autrefois ouvrier fondeur, il n'existe pas d'antécédents héréditaires. A la suite d'une pleurésie avec épanchement, ponctionnée à deux reprises, il s'établit des phénomènes de tuberculose pulmonaire, et on trouva des bacilles de Koch dans l'expectoration. Au bout de deux ans, les deux sommets furent atteints. Les bacilles des crachats furent très abondants et il y eut au sommet gauche des signes de ramollissement : troubles gastriques et intestinaux graves. Tous les autres symptômes firent prévoir la mort prochaine du phtisique.

C'est dans ces mauvaises conditions qu'on observa chez lui une angine phlegmoneuse, angine qui se compliqua d'un vaste érysipèle de la face, du cuir chevelu et de la nuque. La situation était très tendue pendant dix jours, après quoi la température céda, et quatorze jours après, la fièvre disparut. Mais, chose curieuse, les phénomènes si graves de la tuberculose pulmonaire retrocédèrent avec la convalescence de l'érysipèle; les bacilles, qui avaient d'abord diminué, finirent par disparaître des crachats au bout de quatre mois. Les troubles locaux se modifièrent aussi, et, deux ans après cet érysipèle, le malade, qui était libéré de sa prison, sortit guéri et reprit ses occupations.

Shœfer se demande s'il n'existe pas une lutte entre le virus aigu de l'érysipèle et le virus chronique de la tuberculose?

Emmerich a cherché à traiter par du streptocoque de Felheisen des cobayes et des lapins tuberculisés. Chez ces animaux, la tuberculose se développe beaucoup moins vite que chez le lapin témoin. Néanmoins, Emmerich ne put jamais combattre d'une façon définitive l'évolution tuberculeuse. Il est vrai, ajoute cet auteur, que l'inoculation du streptocoque de Felheissen est très dangereuse. C'est pourquoi il conseille d'immuniser avec ce microorganisme des moutons et de traiter ensuite les phtisiques avec le sang provenant de ces animaux immunisés. Ce traitement, non seulement serait absolument inoffensif, mais encore améliorerait et guérirait un grand nombre de phtisiques.

Il y a certes du vrai dans l'affirmation d'Emmerich. Ce dernier a le grand tort de ne pas justifier son opinion par une série d'expériences cliniques. Nous verrons néanmoins que ces idées peuvent être défendues, non pas avec les arguments d'Emmerich, mais par une autre raison : je veux parler de l'association bactérienne. Nous reviendrons sur ce point quand nous exposerons l'immunisation tuberculeuse.

VII

2° Il n'y a pas de meilleure vaccination pour une maladie, qui ne récidive pas, qu'une première atteinte de cette maladie. Or, pour la tuberculose, une première atteinte confère-t-elle l'immunité? Non, la tuberculose doit être rangée dans le groupe des maladies qui peuvent récidiver, ou mieux, dont une première atteinte ne confère pas l'immunité. Marfan a été seul à soutenir l'opinion contraire. Bien plus, nous sommes forcé de reconnaitre qu'une première lésion tuberculeuse augmente la réceptivité de l'organisme et le rend plus apte encore à faire du tubercule. Une première inoculation non mortelle rend un animal très susceptible à une nouvelle inoculation, et cet animal, qui aurait résisté à une dose donnée de virus, succombera cette fois avec des lésions très étendues. Les attaques de tuberculose locale, qui passent pour des tuberculoses atténuées, ne confèrent pas plus l'immunité. Le lupus, les arthrites, les adénites, la scrofule donnent, au contraire, à l'organisme une réceptivité remarquable et non douteuse. Et cette augmentation de la susceptibilité peut se maintenir pendant un temps très long, jusqu'à quinze ou vingt ans.

Il est donc établi, cliniquement et expérimentalement, que la tuberculose ne peut pas être rangée dans la catégorie des maladies non récidivantes.

On a fait des expériences dans un autre ordre d'idées. Cavagnis a inoculé aux animaux des matières tuberculeuses atténuées par la putréfaction, ou bien encore des cultures de bacilles affaiblies par une dilution d'eau phéniquée. Il affirme avoir ainsi habitué certains animaux à supporter progressivement l'inoculation d'une grande quantité de matières tuberculeuses et avoir rendu réfractaires, par ce moyen, les sujets inoculés. On a renouvelé depuis ces expériences qui ont été infirmées.

Daremberg a essayé les innoculations préventives de la moelle d'animal tuberculeux, selon la méthode pastorienne pour la rage. Il avoue lui-même que ses succès ne sont pas encourageants et qu'on ne peut rien attendre de cette méthode.

Grancher et H. Martin ont essayé d'obtenir l'immunité tuberculeuse en se servant, comme vaccin, du bacille aviaire. Berlioz a tenté l'expérience inverse et a inoculé la tuberculose humaine aux oiseaux.

Voici comment ont procédé Grancher et H. Martin. Ils ont inoculé aux animaux des cultures affaiblies de tuberculose aviaire. « Une série de 9 lapins et de 4 témoins a été commencée le 26 novembre 1889. Les 9 lapins ont reçu dans la veine de l'oreille chacun 1 centimètre cube d'une dilution opaline de cultures tuberculeuses de plus en plus virulentes. La première et la deuxième inoculation ont été faites avec une culture âgée de trente-trois mois; la troisième avec une culture de vingt-deux mois, et ainsi jusqu'au jour où tous les lapins traités et les 4 témoins ont reçu une culture de quatre mois.

« Les 4 témoins sont morts tuberculeux aux vingt-troisième, vingt-septième, vingt-neuvième et cent cinquante-quatrième jours.

« Parmi les vaccinés, un est mort tuberculeux, avant l'inoculation d'épreuve. Un autre a succombé, tuberculeux également, quelques jours après la vaccination. Les autres ont survécu très longtemps. L'autopsie n'a révélé dans leurs organes aucune altération, ni même aucune trace de lésions tuberculeuses. »

Babès, Richet et Héricourt ont vacciné par le même procédé des singes ou des chiens, et sont arrivés à rendre réfractaires à la tuberculose un petit nombre d'animaux. La plupart d'entre eux n'ont pas supporté ce genre de vaccination et ont succombé, presque toujours avant l'inoculation d'épreuve, de néphrite, d'abcès, de septicémie. On a songé un moment donné à appliquer cette méthode d'immunisation sur l'homme : heureusement qu'on a eu la prudence d'y renoncer.

VIII

3° Courmont et Dor, Héricourt et Richet, Koch, Hammerschlag et Maffucci ont cherché à conférer l'immunité tuberculeuse aux animaux en leur injectant les produits solubles sécrétés par le bacille. Ils leur ont injecté sous l'hypoderme, dans les veines ou sous le péritoine, des cultures vieilles stérilisées par un chauffage à 100° pendant quelques minutes, avec des cultures aviaires. Courmont et Dor ont eu l'idée de remplacer le chauffage par la filtration. Ils ont injecté dans la veine 1 centimètre cube de ces produits solubles, provenant également d'une culture aviaire, mais jeune, par 180 grammes de poids vif de l'animal. Cette vaccination ne fut faite qu'une ou deux fois. Courmont et Dor avancent les conclusions suivantes :

« Les produits solubles sécrétés par le bacille tuberculeux aviaire qu'on isole en filtrant sur porcelaine une culture liquide atténuée, ne sont pas toxiques pour le lapin, à la dose de 1 centimètre cube par 100 grammes de poids vif, qu'ils soient introduits dans le péritoine ou le système veineux. Ces produits solubles possèdent la propriété de prémunir l'organisme contre l'infection de leur microbe producteur. L'immunité ainsi conférée est encore solide au bout de sept mois. Le vaccin d'origine aviaire est capable de prémunir le lapin contre une affection tuberculeuse d'origine humaine. »

Hammerschlag a inoculé de très vieilles cultures de bacilles humains stérilisées par la chaleur. Il n'a obtenu aucun effet immunisant.

Dans une communication faite à la Société de physiologie de Berlin en 1890, Koch dit, en parlant de ses expériences faites à l'aide de la tuberculine : « Le cochon d'Inde, animal excessivement sensible à la tuberculine, devient réfractaire lorsqu'on le traite par une de ces substances à l'inoculation du virus tuberculeux. Cette même substance arrête complètement le processus morbide, lorsqu'on l'injecte à un cobaye arrivé déjà à un degré avancé de tuberculose, et cela sans inconvénient pour l'organisme. »

La tuberculine aurait donc à la fois la propriété d'immuniser contre la bacillose et de la guérir.

De nombreuses expériences ont été entreprises pour contrôler les curieuses recherches du savant bactériologiste de Berlin. Il en ressort que la tuberculine, qui est un extrait concentré de cultures, dont les bacilles tués ont été retirés par filtration, ne fournit aucun résultat immunisant. D'après Virchow même, et d'après la plupart des cliniciens qui ont appliqué cette méthode sur des phtisiques, la tuberculine exerce une action néfaste sur l'évolution de l'affection, et au lieu de l'enrayer, est pour elle un véritable coup de fouet. A l'époque où Koch a fait expérimenter la tuberculine dans les hôpitaux de Berlin, j'ai décrit, avant tout autre expérimentateur, cette action néfaste et j'ai déclaré en toutes lettres que la tuberculine *transformait la phtisie commune en phtisie galopante*. Les recherches de Koch ont cependant donné leur fruit et aujourd'hui encore la plupart des expérimentateurs éprouvent le terrain par la tuberculine et établissent par elle un diagnostic presque toujours certain.

D'après Maffacci de vieilles cultures de bacilles développées sur sérum et stérilisées à 70° sont très dangereuses pour les animaux et leur injection entraîne presque toujours la mort, sans toutefois produire des granulations tuberculeuses, mais aussi sans procurer l'immunité de l'animal.

IX

4° Le sang provenant d'animaux naturellement réfractaires au charbon, au tétanos et à la diphtérie paraît avoir une action vaccinante contre ces affections. Partant de ces données scientifiques, Richet et Héricourt, Bertin et Picq et moi-même, nous avons fait dès 1889 et 1890 des injections de sang, provenant tantôt des chiens, tantôt de la chèvre, à des phtisiques. Cette méthode, qui a été le point de départ de nos premières recherches, mérite de nous arrêter un instant, quoique je l'aie modifiée considérablement aujourd'hui.

Richet et Héricourt ont injecté d'abord aux phtisiques du sérum parfaitement stérilisé, à la dose de 2 à 10 centimètres cubes. Bertin et Picq ont injecté aux malades des quantités plus considérables de sang de chèvre et ont affirmé avoir obtenu d'excellents résultats. Moi-même j'ai pratiqué la transfusion de sang de chèvre directement de l'animal à l'homme. Voici comme j'ai procédé :

Une fois la chèvre couchée et ligotée sur une table, on rase la lésion cervicale et on découvre l'artère carotide primitive. D'autre part, on apprête le malade comme pour une saignée habituelle. On plonge une grosse canule dans l'artère de l'animal et une petite canule munie d'un trocart dans l'une des grosses veines du pli du coude. En retirant le trocart, on aperçoit le jet de sang veineux et immédiatement on relie les deux canules par un tube en caoutchouc très fin à travers lequel a déjà jailli le flot de sang artériel pour chasser l'air. Le malade, qui est couché sur un plan horizontal, plus bas que la table où repose la chèvre, reçoit le sang sans aucune violence : tout l'appareil fonctionne par l'action de la pression artérielle, qui est largement suffisante.

On peut ainsi transfuser dans l'espace d'une minute 100 à 120 grammes de sang. On a pu faire cette estimation en calculant la pression atmosphérique de l'artère et le diamètre de la canule veineuse. On suit les pulsations à travers le tube. En outre, les canules et le tube en caoutchouc s'échauffent par le passage du sang. En retirant la canule de la veine du transfusé. le sang continue à jaillir. A moins qu'il ne se produise un caillot de sang, ce qui est exceptionnel, l'appareil n'a aucune raison pour ne pas fonctionner. En effet, la pression interne des veines n'est pas suffisante pour arrêter ou ralentir l'écoulement du sang. La tension des veines superficielles des membres supérieurs est extrêmement faible ; elle n'atteint pas, d'après Volkman et Marey, 3 centimètres de mercure ; elle est même négative pendant l'inspiration. Au contraire la pression artérielle de la carotide primitive de la chèvre correspond au manomètre à une colonne mercurielle de 14 centimètres.

Nous sommes d'avis de commencer par faire des séances de transfusion, d'une durée très courte, de quinze à trente secondes. En estimant qu'à chaque seconde, il s'écoule 2gr,40 de sang; on peut calculer la quantité de liquide transfusé.

Quels sont les premiers effets de la transfusion? Au bout de vingt à trente secondes, la figure du patient se colore. A cinquante secondes les lèvres deviennent rouge écarlate. A soixante secondes, toute la figure est violacée et les veines du cou sont un peu tuméfiées. A partir de trente secondes, il faut bien surveiller le transfusé et retirer la canule veineuse à la moindre quinte de toux, ou dès que le malade accuse un peu d'oppression.

Immédiatement après la transfusion, le malade éprouve de la rachialgie; il y a du vertige et quelquefois même des vomissements et du ténesme rectal. On remarque fréquemment un érythème scarlatiniforme qui disparait au bout de quelques minutes. Une demi-heure après la transfusion, un frisson est presque constant. Le malade est courbaturé durant les premières vingt-quatre heures, il a des sueurs nocturnes et un sommeil agité. La sécrétion urinaire augmente, la première mixture est souvent trouble, elle renferme un excès d'urates et de phosphates de chaux, quelquefois de l'albumine et rarement des hématies de chèvre, en petite quantité, dans les cas seulement où la dose de sang transfusé est très forte. Le soir même de la transfusion, la réaction fébrile n'est guère appréciable; jamais le thermomètre ne dépasse 38°, même chez les tuberculeux transfusés en pleine fièvre hectique. Le deuxième jour le malade se trouve plus robuste, la nuit est meilleure et le sommeil devient calme. Le lendemain, la respiration est plus ample et plus facile, la cage thoracique se dilate plus largement; le malade se sent plus robuste, l'appétit revient, la toux diminue, l'expectoration est moins purulente, les sueurs nocturnes disparaissent. Avec le retour de l'appétit, le poids du corps augmente.

Nous avons choisi pour pratiquer la transfusion la chèvre, non seulement parce que celle-ci est relativement réfractaire à la tuberculose spontanée, mais encore par considération du petit volume de l'hématie caprine. En effet, tandis que le globule rouge de l'homme a 7 μ de diamètre, celui de la chèvre atteint à peine 3 μ. Ce petit volume est un avantage précieux qui sera facilement compris par tous les physiologistes; grâce à lui, de l'hématie, le sang de chèvre transfusé passe facilement à travers les capillaires les plus fins de l'homme.

J'ai pratiqué ainsi un grand nombre de transfusions, non seulement chez les tuberculeux, mais encore chez des anémiques, des convalescents, des hémorragiques, chez des intoxiqués, etc. Si je n'ai pu démontrer qu'on pouvait transmettre l'immunité relative au phtisique, j'ai prouvé du moins que la transfusion directe de l'animal à l'homme n'était pas plus dangereuse que celle pratiquée d'homme à homme. C'est pourquoi j'ai cru intéressant de rappeler ici tout au long cette curieuse expérience, qui, à l'époque où les méthodes immunisantes étaient peu connues, avait certes le grand avantage de mettre l'organisme du malade dans de bonnes conditions de résistance pour lutter avec les nombreux microbes pathogènes. Malgré cela, il ne faut plus songer à transfuser du sang d'un animal relativement immun aux tuberculeux, car nous savons aujourd'hui qu'un sujet doit atteindre un degré d'immunité très élevé pour que son sang transmis à un autre sujet puisse devenir bactéricide.

C'est pourquoi nous n'avons jamais pu accepter

l'opinion de Maurice Bloch, qui prétend améliorer et guérir l'état des phtisiques en leur inoculant le sang provenant de congénères. Dans une même famille il existe, dit ce distingué confrère, des frères et sœurs qui, issus des mêmes parents, sont les uns tuberculeux, les autres réfractaires au bacille, et cela par hérédité. Maurice Bloch emprunte le sang à ces êtres sains, qu'il croit réfractaires, et l'injecte aux congénères tuberculeux. Or, ses démonstrations ne reposent sur aucune expérience de laboratoire et le nombre des faits cliniques rapportés est insuffisant. Avant tout, il faudrait démontrer l'hérédité de la tuberculose ou de son immunité, deux faits que nous contestons. La transmission héréditaire de l'immunité ou de l'infection tuberculeuse n'existe pas pour nous.

Pour cette raison aussi, nous ne ferons que relater, en passant, les récentes expériences du Dr Vignerat (Suisse), qui a inoculé du sérum provenant d'un âne, traité par la tuberculine une ou deux fois, aux phtisiques. Cet honorable clinicien a, sans doute, peu expérimenté, sans quoi il connaîtrait les difficultés et la lenteur de la vraie immunisation qui ne s'obtient pas si facilement.

Le sérum pur, inoculé aux phtisiques, est certes aussi utile que l'injection de tout autre liquide organique. Brown-Séquard et ses nombreux imitateurs ont préconisé ce traitement dans la tuberculose et ont affirmé que le liquide testiculaire, ou autre, augmentait la puissance phagocytaire des malades. De même, le Dr de Backer leur injecte des levures de bière pures et dit obtenir par elles des résultats excellents. Nous ne contestons aucune observation car j'ai obtenu moi-même autrefois des effets très heureux avec le sérum naturel avec des injections de liquide organique ou simplement par des moyens hygiéniques bien appliqués. Je n'érige pourtant aucune de ces méthodes comme une règle scientifique pure.

X

5° Il n'en est pas de même des expériences qui ont été faites en vue d'obtenir l'immunité vraie des animaux, dont a cherché à utiliser le sérum pour traiter les phtisiques. Sur ce point les recherches ont été faites nombreuses avec les efforts les plus louables, et cela surtout en France. Nous avons relaté tout à l'heure les expérimentations faites en vue d'obtenir l'immunisation tuberculeuse par Courmont et Dor; ces chercheurs n'ont pas, que je sache, injecté le sérum de ces animaux immunisés aux tuberculeux. Au contraire Babès, Richet et Héricourt ont, après avoir vacciné des animaux, traité de nombreux malades. Tout récemment encore, Richet a fait une communication à la Société de biologie et a rapporté deux observations de phtisiques, qui ont été guéris par cette méthode.

Babès procède de la façon suivante. Il commence par injecter aux animaux de la tuberculine aviaire à doses croissantes, puis des cultures atténuées de un an de la tuberculose aviaire, puis huit jours après des cultures moins atténuées pour arriver progressivement à la tuberculose humaine et à l'injection de cultures pures de bacilles humains. Un petit nombre d'animaux ont résisté à cette vaccination et la plupart d'entre eux en sont morts. Mais ceux qui ont survécu sont devenus réfractaires à la tuberculose. Avec le sérum phéniqué légèrement, provenant de ces animaux, Babès a traité des phtisiques. Chez tous les tuberculeux, entrepris à différentes périodes, ayant reçu de 3 à 6 grammes de sérum par jour, l'amélioration fut très sensible; « chez un tuberculeux et un lépreux, qui d'abord réagissaient fortement par la tuberculine, la réaction devint beaucoup moins prononcée après deux mois et demi de traitement avec du sang. »

Babès se demande même si on ne peut pas vacciner les enfants de parents phtisiques avec le sang provenant de ces animaux immunisés; mais il n'a pas fait d'expériences à ce sujet.

D'après Richet et Héricourt, la tuberculose aviaire vaccine contre la tuberculose humaine, et le sang des animaux vaccinés peut guérir des animaux tuberculeux. Ils ont fait un grand nombre d'expériences démontrant cette vérité. Le grand obstacle pour eux et pour Babès, git dans la difficulté de vacciner les animaux, dont la plupart meurent de néphrite infectieuse.

XI

6° Je crois avoir détourné cette difficulté par la méthode que j'ai déjà exposée au Congrès de la tuberculose (session de 1893) et au Congrès international de Rome (1894). Voici comment je procède :

Je passe des cultures de bacilles âgées de six mois à un an au filtre Chamberland et j'injecte ces bouillons débarrassés de microorganismes figurés dans les veines ou le péritoine des animaux (chèvre, âne, lapin, chat ou chien)[1]. Autrefois j'injectais, dès le premier moment, des doses massives, 1 centimètre cube par 5 kilos du poids de l'animal. Je suis beaucoup plus prudent aujourd'hui et je commence par des doses moindres. A une chèvre de forte taille, ou à un âne j'injecte tout d'abord 2 centimètres cubes de ces produits solubles que je ne soumets plus, comme autrefois, à un chauffage.

[1] Ces produits solubles s'altèrent très vite surtout au contact de l'air. Malgré 50 centigrammes d'acide phénique neigeux que j'ajoute pour 100 grammes de toxine, je prends à chaque inoculation des mesures d'asepsie très rigoureuses.

Je renouvelle ces injections tous les cinq jours d'abord en augmentant la dose injectée dès la troisième inoculation, si l'animal supporte bien ce traitement, ce qui est la règle. Puis je rapproche mes injections, qui sont pratiquées tous les trois et même tous les deux jours. De temps à autre, je laisse reposer l'animal pendant une semaine, puis je reprends ces injections faites à un degré très intense pendant six mois et quelquefois davantage. Au bout de six mois, on peut considérer un animal comme immunisé contre la tuberculose, et cette immunisation peut être facilement démontrée par l'action qu'exerce le sérum injecté à d'autres animaux servant d'épreuve. En effet, on arrive par l'injection prolongée de ce sérum à rendre d'autres animaux réfractaires à la tuberculose. J'ai fait un grand nombre d'expériences à ce sujet et si tous les animaux immunisés ainsi par le sérum préparé n'ont pas survécu, il faut avouer du moins que les animaux, qui succombent, ne meurent pas de bacillose mais d'infection, de néphrite et d'intoxication, de congestion du foie ou d'endocardite.

Cette manière d'immuniser, qui consiste à injecter le produit sécrété normalement par le bacille de Koch, n'est autre que la méthode créée par Behring pour obtenir l'immunisation antidiphtérique, comme nous l'avons du reste déclaré chaque fois que nous avons fait une communication sur ce sujet.

Opérant sur un grand nombre d'animaux d'espèces différentes (lapins, cobayes, chèvres, chats, ânes ou chiens) auxquels j'ai inoculé progressivement des quantités considérables de produits solubles de cultures humaines ou aviaires, j'ai surveillé ces sujets durant plusieurs mois : disons que les toxines aviaires sont tolérées mieux que les produits solubles d'origine humaine : au point de vue du résultat de l'immunisation il n'existe aucune différence. De temps à autre, et à des distances déterminées, je sacrifiais l'un de ces animaux immunisés, pour contrôler l'effet de mon inoculation. Inutile de dire que chaque série d'expériences était accompagnée de témoins qui m'ont servi d'épreuve.

Quand je fus tout à fait certain d'avoir obtenu l'état réfractaire contre la tuberculose, je traitai par le sérum immunisé des animaux devenus phtisiques par contagion. J'estime en effet que la tuberculose expérimentale diffère jusqu'à un certain point de la tuberculose gagnée vulgairement. Ce moyen d'éprouver cette méthode me rapprochait de la conduite que nous devons tenir dans nos actes cliniques. Or, j'ai pu constater que l'état de tous les animaux phtisiques traités de cette façon s'améliorait et que beaucoup d'entre eux (environ 40 p. 100) guérissaient. J'ai pu constater aussi que le sérum provenant d'animaux immunisés était absolument inoffensif pour les animaux. Cette constatation a du reste déjà été démontrée par tous les expérimentateurs, qui ont vu, comme moi, que l'inoculation du sérum n'exerçait pas de réaction sensible sur le sujet injecté [1].

Le sang des animaux immunisés contre la tuberculose se recueille comme pour la diphtérie. Je renferme, dans des ampoules fermées à la flamme, le sérum qui conserve très longtemps ses propriétés. Je fais une injection au phtisique, de 3 à 10 centimètres cubes tous les deux jours. L'effet de ces inoculations est immédiat. Le malade reprend des forces, mange avec plus d'appétit, dort mieux, tousse moins. Chez les phtisiques, au premier et au deuxième degré, dont l'état général est encore bon, 50 à 60 piqûres suffisent pour faire disparaitre les bacilles des crachats. Chez d'autres, le traitement est plus long, et peut aller jusqu'à 200 piqûres. Les injections se font dans les régions scapulaires, abdominales, fessières ou dans les membres sans aucune difficulté.

Avant d'employer cette méthode, j'ai immunisé de nombreux animaux avec des produits solubles préparés au chauffage ; je ne me suis livré à ce

[1] Tout récemment le Dr Hutinel a dit, dans une communication faite à la Société Médicale des Hôpitaux, que l'injection du sérum artificiel était préjudiciable aux enfants phtisiques. Nous avons pratiqué un très grand nombre d'injections à des tuberculeux de toutes les formes. Nous pouvons affirmer que ces inoculations de sérum immunisé sont inoffensives et bienfaisantes, et ne produisent pas d'autres inconvénients que l'antitoxine diphtérique.

nouveau mode d'immuniser que depuis le mois de mars 1894. Comme j'ai tenu à essayer le sérum sur le terrain expérimental, je n'ai pu guère appliquer cette nouvelle méthode thérapeutique que depuis quelques mois. Les résultats obtenus chez les phtisiques sont néammoins supérieurs à tous ceux que j'ai obtenus précédemment avec l'application d'autres moyens. Je puis même affirmer que l'avenir de la thérapeutique antituberculeuse réside tout entier dans cette manière d'immuniser les animaux et d'utiliser leur sérum. Si je ne cite pas de statistique, c'est par prudence, car dans le traitement de la phtisie il ne faut rien affirmer avant d'avoir surveillé très longtemps les malades.

Quoi qu'il en soit, nous pouvons déclarer dès aujourd'hui que l'état local des malades s'est profondément amendé, et que l'état général s'est considérablement amélioré chez les tuberculeux traités par notre sérum. Chez certains d'entre eux les bacilles ont diminué, chez d'autres ils ont disparu. Le traitement au sérum immunisé a eu moins d'action dans la phtisie aiguë, ou dans certaines formes de phtisie commune survenue à la suite d'autres maladies, et par conséquent sur des terrains affaiblis. Mais n'y aurait-il pas lieu ici d'invoquer les raisons émises par Emmerich sur l'association bactérienne? Emmerich pense, d'une façon générale, que le microbe pathogène spécifique n'est pas le seul facteur à considérer dans l'évolution d'une maladie, dont la gravité dépend surtout de l'association bactérienne. C'est ce qui a été démontré expérimentalement et cliniquement pour la diphtérie. Or quel est le microbe qui accompagne le plus souvent le bacille de Koch? C'est le streptocoque rencontré si fréquemment dans les crachats ou la suppuration de lésions tuberculeuses. C'est pourquoi Emmerich conseille d'immuniser des animaux avec le streptocoque de Felheisen et d'utiliser ensuite ce sérum immunisé pour traiter les phtisiques. Emmerich émet à ce sujet de nombreuses théories fort sensées. Malheureusement il ne rapporte aucune expérience définitive ni aucun autre fait que celui rapporté plus haut. Ses conseils ne sont cependant pas superflus et nous devons ajouter que si notre antitoxine tuberculeuse ne donnait pas de résultats définitifs, nous n'hésiterions pas à essayer sur le même animal une double immunisation avec les produits solubles à la fois d'origine bacillaire de Koch et de Lœffler.

XII

Pour terminer ce chapitre nous tenons à répéter ce que nous avons maintes fois déjà déclaré ailleurs : c'est que nous ne vaccinons pas, comme Babès, Richet et Héricourt, les animaux contre la tuberculose, mais que nous les immunisons avec des produits solubles, suivant la méthode de Behring. D'autre part nous avons été les premiers, avec Courmont et Dor, à employer cette méthode pour la bacillose : seulement ces expérimentateurs distingués se sont contentés de produire ainsi l'immunisation, tandis que nous, nous avons transporté la question sur le terrain clinique.

Il est inutile d'ajouter que cette méthode, étant très coûteuse à cause de la lenteur de l'immunisation, il est très difficile de l'appliquer aussi fréquemment qu'on le voudrait.

Maintes fois, j'ai dû refuser du sérum immunisé qui m'avait été demandé par des cliniciens. Je crois qu'il y va de l'intérêt public de créer de grands laboratoires où la préparation du sérum serait facile et où on pourrait le délivrer facilement et à bon compte. A cet effet de grands animaux comme le mulet ou l'âne seraient immunisés de préférence en raison de la grande quantité de sérum qu'ils pourraient fournir.

CHAPITRE VII

PNEUMONIE

I

Toutes les altérations pulmonaires qui caractérisent cette maladie sont produites par un seul microbe, le pneumocoque lancéolé encapsulé, soupçonné par Klebs, vu et figuré pour la première fois par Koch, Eberth, Friedlaender. Ce microbe fut cultivé pour la première fois par Talamon et étudié surtout par Frænkel. Chez certains individus, il se trouve habituellement dans la cavité bucco-pharyngique, d'où il peut infecter le poumon, cavité où il fut découvert par Pasteur.

Le pneumocoque se présente sous forme de petits grains allongés, ellipsoïdaux, généralement réunis par paires. Ils sont entourés d'une gangue albumineuse non colorable par les réactifs et bien distincte du vide que laisse le milieu ambiant lorsqu'il se rétracte. Le microbe lui-même est facilement coloré par les couleurs d'aniline, coloration qui résiste à l'action successive du réactif iodo-ioduré et de l'alcool absolu. Le pneumocoque ne se développe pas au-dessous de 24°. Cultivé dans de la gélose légèrement alcaline, il forme de petites colonies rondes, incolores, dont les membres sont alors dépourvus de gangue albumineuse.

Cette culture sur gélose ne tarde pas à voir sa vitalité diminuer rapidement et à périr si le milieu n'est pas renouvelé avant sept à huit jours.

Le pneumocoque peut parfaitement vivre en l'absence totale d'oxygène et sa vitalité, loin d'en être diminuée, augmente sensiblement ainsi que sa virulence.

Le pneumocoque ne s'attaque pas exclusivement à l'homme ; ce privilège est partagé par d'autres animaux, en particulier par le lapin et le cobaye, ainsi que le démontrent les expériences de Emmerich, Dœnissen et Maller, expériences démontrant que ces animaux contractent facilement la pneumonie en respirant un air chargé de bactéries.

Le pneumocoque lancéolé encapsulé est souvent accompagné d'autres microbes, comme : bacille encapsulé de Friedlaender (pneumo-bacille de Weichselbaum) staphylocoque pyogène, streptocoque pyogène et du bacille spécial décrit par Klein.

Hayem et Grancher ont constaté une leucocytose abondante chez le pneumonique. Tschitschavich a vu une abondante leucocytose suivre l'injection d'une culture atténuée, tandis que l'injection d'une culture très virulente ne déterminait aucune leucocytose, la proportion de globules blancs restant normale.

II

Les pneumocoques ont été vus dans tous les organes. Dans le rein ils furent vus d'abord par Klebs, Koch, et Nauweck.

Les altérations de la pneumonie peuvent être produites par d'autres microbes, en particulier par : streptocoques, staphylocoques pyogènes (Jaccoud, Netter, Naunyn, Babès et Garter).

Le pneumocoque existe dans la salive, une fois sur cinq chez les personnes saines, quatre fois sur cinq chez les personnes ayant déjà eu la pneumonie (Netter).

La pneumonie est souvent héréditaire (Alison et surtout Riesell). Le pneumocoque contenu dans les crachats peut résister longtemps à l'influence atténuante de la dessiccation.

La crise pneumonique, qui termine la maladie, se produit au bout de cinq à neuf jours par une atténuation subite du pneumocoque.

Cultivé sur un milieu solide, le pneumocoque ne peut être conservé que si on a soin de le transplanter de temps en temps, en effet il ne peut rester plus de sept à neuf jours dans un même milieu sans périr. Une culture sur gélatine supporte facilement une température de 43° pendant six heures, 42° pendant soixante-douze heures et succombe après quatre jours d'exposition à cette température.

III

Le pneumocoque peut conserver sa vitalité tout en perdant sa virulence; ainsi un bouillon de culture perd sa virulence à 42° au bout de vingt-quatre heures et à 40° au bout de cinq jours.

P. Walter a étudié *in vitro* l'influence de l'élévation de température sur la nocivité du pneumocoque. Il soumit des lapins à une température suffisante pour leur propre isotère atteignant 42°. Ces lapins résistent parfaitement à cette température, pourvu qu'on les expose toutes les trois heures à la température ordinaire pendant une demi-heure. Un lapin ainsi préparé peut recevoir en injections des quantités relativement considérables de virus virulent sans être pour cela incommodés. Mais si l'on transporte un de ces lapins ainsi inoculés dans un milieu à température normale, il est aussitôt atteint de pneumonie et en meurt moins rapidement cependant qu'un lapin normal.

L'hyperthermie est donc un des agents principaux de la terminaison heureuse de la pneumonie, terminaison à laquelle concourent d'autres causes comme la phagocytose et l'action microbicide, l'antipneumotoxine (Klemperer).

IV

Association bactérienne. — A la fin de la pneumonie, le suc pneumonique présente une réaction acide tandis que le pneumocoque ne se développe bien qu'en milieu alcalin (Patella).

Dans 76 cas de pneumonie, Peter a trouvé, à côté du pneumocoque :

Staphylocoque doré.	25 fois
Sans autre mélange.	20 —
Avec staphylocoque.	3 —
Avec bacille de Friedlaender.	2 —
Streptococcus pyogenes . . .	9 fois
Sans autre mélange	5 —
Avec staphylocoque	3 —
Avec bacille de Friedlaender.	1 —

L'association du pneumocoque avec le bacille de Friedlaender a été observée encore sept fois par d'autres cliniciens.

Dans certains cas de fièvre typhoïde, le pneumocoque apparaît dès la fin de la première semaine et dès lors les signes de la pneumonie l'emportent sur ceux de la fièvre typhoïde qui finissent par disparaître (Stokes). Il semble donc qu'il y ait antagonisme entre le bacille d'Eberth et le pneumocoque.

V

Passons maintenant à la question de l'immunisation.

Les inoculations répétées de virus atténués confèrent facilement l'immunité. Cette atténuation peut être obtenue par la dessiccation des viscères d'un pneumonique. La salive du sujet pneumonique prise après la défervescence confère l'immunité à la souris (Netter). Il en est de même pour le sérum sanguin (G. et F. Klemperer). Foa, et plus tard Emmerich, ont obtenu des résultats analogues en employant des cultures atténuées par l'action de la chaleur ou de la filtration.

Foa a obtenu la pneumotoxine vaccinante en précipitant des cultures par le sulfhydrate d'ammonium ou par l'alcool absolu. G. et F. Klemperer ont obtenu également cette pneumotoxine.

Le premier travail relatant la question de l'immunisation est celui de Emmerich et Fovitsky (*Münch. med. Woch.*, 11 août 1891). Vient ensuite celui des deux frères Klemperer (*Berlin.*

Klin. Woch., 24 et 31 août 1891). D'après ces derniers, le pneumocoque produit dans le corps une pneumotoxine, qui a la propriété de déterminer une réaction fébrile persistant plusieurs jours, et suivie de la production d'une substance, l'antipneumotoxine, capable de neutraliser la pneumotoxine.

Lorsqu'on injecte la pneumotoxine aux lapins qu'on vaccine, l'antipneumotoxine n'apparaît qu'après une plus ou moins longue période de maladie. On la fait apparaître beaucoup plus vite et sans malaise apparent, en injectant la pneumotoxine modifiée par la chaleur ou autrement dit le vaccin chimique.

Après ces travaux, il faut signaler ceux de Foa. Cet auteur a distingué deux sortes de diplocoques, l'une ayant une grande tendance à la multiplication, l'autre agissant plutôt localement. Toutes deux enflamment et sclérosent la peau, dissolvent les globles rouges, précipitent la fibrine dans les vaisseaux des reins et de la rate.

Pour avoir un diplocoque type, Foa et Scabia ont injecté à des souris des crachats ou des exsudats pneumoniques avec leurs viscères, tué des lapins par suite d'injection d'exsudation séreuse ou fibrineuse (*Giornale della R. Acad. di medic. di Torino*, mai 1892). N'employant alors que la variété œdématogène, plutôt toxique que parasite, ils retirent le sang de l'animal inoculé et le conservent vingt-quatre heures à 33° ou 35°, à l'obscurité, dans un vase scellé à la lampe.

Après quarante-cinq jours, le principe toxique n'a pas encore disparu, même lorsqu'on a desséché sur l'acide sulfurique le précipité obtenu en traitant l'extrait de sang par l'alcool.

Foa et Scabia ont employé, comme milieu de culture du diplocoque, le sang d'un lapin. Au bout d'un mois, ils le traitent par l'eau glycérinée à 5 p. 100, filtrent et introduisent pendant cinq jours consécutifs, sous la peau d'un lapin, 2 centimètres cubes d'extrait. Ils infectent ce lapin, et un témoin, quatre jours après la dernière injection. Le témoin seul meurt ; l'autre possède encore son immunité huit jours après.

Dix lapins sur douze, survécurent à la première et à la seconde infection. Les deux autres étaient atteints d'une maladie parasitaire du foie.

Lorsqu'un lapin meurt pneumonique, son sang frais ou cultivé pendant huit jours fait immédiatement périr les lapins. Si on ne le cultive que vingt-quatre heures, à l'obscurité, à 16°-18°, on remarque un nombre moindre et une atténuation des diplocoques.

Foa et Scabia ont également prouvé qu'on peut immuniser le lapin au moyen de l'extrait stérilisé des organes des lapins infectés. Parmi les extraits de système nerveux, de foie, de la rate, de muscles, aucun ne jouit de propriétés bien accentuées. Ils sont ensemble plus actifs que pris en particulier. L'extrait musculaire est celui qui possède le moins d'activité.

VI

Foa et Scabia ont ensuite cherché si le sérum du sang d'homme pneumonique peut immuniser le lapin, lorsqu'on l'injecte à doses fréquentes et progressives, ou à doses élevées, dilué dans l'eau stérilisée. Le lapin ainsi traité n'a jamais résisté à une infection ultérieure.

Les auteurs n'ont pu également immuniser au moyen de l'extrait de poumon humain pneumonique.

On avait pensé que la rate était le siège de la production d'une substance immunisante plus active. Or, l'injection dans les veines de lapins d'un extrait glycérique de rate de lapins réfractaires ne les a pas empêché de succomber. Donc, l'opinion précédente est fausse.

Néanmoins, si huit, quinze ou vingt jours après la splénectomie de lapins, on leur inocule sous la peau 2 centimètres cubes de vieux sang infecté, que l'on répète cette inoculation pendant cinq jours, et que l'on fasse de même sur des lapins non splénectomisés, on voit les deux séries résister, au bout de quatre jours, à l'infection diplococcique. Donc, la rate est un lieu de fabrication de la substance immunisante.

Son extirpation, ainsi que la saignée, et les diverses causes déprimantes constituent, il est vrai, un obstacle à l'immunisation, qui se produit que dans un organisme robuste. Néanmoins, on peut prévenir les effets de l'infection diplococcique, ou au moins les atténuer, chez l'animal splénectomisé, en lui pratiquant une injection de sérum.

La conclusion générale, qui résulte de ces recherches, est que tous les éléments de l'organisme concourent à la production de l'antipneumotoxine.

D'après Foa et Scabia, le sang du chien, préventivement infecté, les précipités alcooliques (1 à 10), le sérum du chien (25 à 30 gr.) dissous dans l'eau après dessiccation, celui du cobaye, n'ont aucune action thérapeutique sur le lapin.

VII

Ces auteurs ont aussi expérimenté sur l'homme. L'injection, répétée 2 ou 3 fois, de 5 à 7 centimètres cubes de sérum, ou d'extrait d'organes de lapins immunisés, sous la peau de 10 sujets, au deuxième, quatrième, sixième jour de l'infection, ne détermine aucune réaction ni amélioration. La crise a eu lieu le deuxième jour après la première injection, et la convalescence a été régulière.

L'injection à deux jeunes pneumoniques de 2 à

3 centimètres cubes de sérum de chien immunisé n'a pas eu de résultat thérapeutique. La température est montée à 41° et la guérison a été retardée.

En 1892 (*Arch. de Med. exp.*), Arkharoff a vacciné le lapin par l'inoculation de petites doses jeunes et virulentes ou de fortes doses de cultures anciennes. Son sérum atténue le pneumocoque qu'on y a semé, et, de plus, en l'injectant à des animaux inoculés, il est possible d'entraver ou de ralentir son développement.

On retrouve les mêmes propriétés dans le liquide de l'œdème.

Klemperer a également donné (*Berlin. Klin. Woch.*, mai 1892) d'excellents résultats de l'application de l'immunisation au traitement de 40 cas de pneumonie chez l'homme.

En janvier 1893, Lava a annoncé, dans une communication à l'Académie de médecine de Turin (voir *Giornale della R. Accad. di med. di Torino*) qu'il avait inoculé à 10 pneumoniques, dans 5 cas, 4 à 9 centimètres cubes de sérum du sang de lapin, dans 4, une dose semblable d'extrait glycérique des viscères de lapins immunisés; dans un, 4 à 5 centimètres cubes de sérum de chien.

Il ne s'est produit aucune révulsion au point d'inoculation, aucun trouble subjectif général, aucune influence ni sur la température, ni sur la fréquence de la respiration. Au contraire, la fréquence du pouls est, d'une manière notable, progressivement influencée; il en est de même de la marche générale.

Les injections hâtent le début de la crise, favorisent sa résolution, et amènent rapidement un rétablissement complet.

A la suite de la communication de Lava, *Bozzolo* a rapporté que l'emploi de sérum de lapin, rendu réfractaire, lui a donné chez 5 pneumoniques, quatre fois une hypothermie rapide et la guérison, une fois l'hypothermie sans guérison. Il n'a observé aucune influence sur le cœur, les reins et le pouls.

Foa *sature d'immunité* le pneumonique par une méthode qui lui appartient et affirme que, 100 fois pour 100, il obtient une immunité durable.

Le sérum de lapin, recueilli trois, sept, quinze, trente jours après qu'ils avaient été rendus réfractaires, n'a eu aucun effet thérapeutique. Après vingt-quatre heures, l'animal succombe généralement de septicémie diplococcique; on n'a pas le temps de l'immuniser.

L'infection, chez l'homme, dure au contraire plusieurs jours. Foa pense qu'on aurait de bons résultats en pratiquant l'immunisation dès le début.

En mars 1893 (*Ann. Inst. Pasteur*). *Issaef* a

constaté que la réaction, produite par les toxines pneumococciques, est plus forte chez les lapins vaccinés que chez les témoins.

VIII

Le sérum des vaccinés a un pouvoir thérapeutique, mais non antitoxique. Il ne diminue pas la virulence du pneumocoque. Injecté à un vacciné, ce microbe reste pathogène pendant dix-huit heures environ; quarante-huit heures après, sa vitalité s'accuse encore par une production de toxines, provoquant une chimiotaxie positive des phagocytes.

Dans *Zieglers Beitr. zur Pathol. Aust.*, tome XII, 1893, *Pansini* a constaté l'action curative du sérum d'animaux immunisés dans l'infection diplococcique du lapin. Ce sérum empêche l'infection non seulement chez eux, mais chez d'autres animaux. Son action curative est indépendante de son pouvoir bactéricide. Cette action se conserve pour le sérum humain, lorsqu'on le maintient, dans des tubes fermés, à la température de la chambre. Le sérum des immunisés possède, en même temps que l'action curative, un fort pouvoir bactéricide.

Il faut également signaler que Audeoud (*Rev. med. de la Suisse romande*, 1893) a pratiqué chez des pneumoniques des injections hypodermiques de sang de convalescents.

Il injectait dans le tissu cellulaire de la cuisse 2 à 3 centimètres cubes de sang, pris avec une seringue de Pravaz, dans une veine du pli du coude.

Une première fois, une crise est survenue au cinquième jour de la pneumonie, treize heures après l'injection, et au bout de quinze heures survient une deuxième crise. Le septième jour eut lieu une chute définitive de la fièvre et la résolution.

Dans une seconde observation, Audeoud a vu survenir la crise définitive le cinquième jour dans les douze heures qui ont suivi l'injection.

Le sang d'individu sain n'a pas d'ailleurs produit d'influence notable.

D'après le même auteur, Hugues (de Philadelphie) aurait obtenu un bon effet chez un pneumonique, en lui transfusant du sang d'un convalescent.

Audeoud explique la crise naturelle de la pneumonie par la théorie de Klemperer. Ce serait l'antipneumotoxine, formée dans le sang du vacciné, qui, en neutralisant la pneumotoxine, guérirait l'infection pneumonique.

CHAPITRE VIII

CHOLÉRA

I

Les microbes ont été recherchés dans les selles cholériques depuis 1848. Celui du choléra n'a été sérieusement étudié que, depuis le jour, où Koch l'a isolé des flocons blanchâtres riziformes des selles, où il est toujours accompagné d'autres bacilles de l'intestin, par lesquels il avait été caché aux yeux de Koch dans ses recherches en Égypte. Il ne fut bien vu que dans des cas de choléra foudroyant observés à Toulon par Straus et Roux, et à Paris par Cornil.

Le bacille, qui ne se colore pas par la méthode de Gram, mesure de 1,5 μ à 2,5 μ de long et 0,5 μ à 0,6 μ de large; il est recourbé en arc, d'où le nom de *bacille virgule*. Il se présente quelquefois sous la forme d'un *S* italique, par l'adjonction bout à bout de deux bacilles. Cornil et Babès ont décrit, dès 1884, des flagella à ces bacilles. Neuhauss et Lœffler les ont bien mis en évidence en 1889.

En se développant dans des milieux artificiels, ils subissent des modifications morphologiques, ils deviennent plus courts et plus étroits. Dans des cultures anciennes, on peut trouver des formes en spirale. Par culture sur gélatine, les bacilles perdent la faculté de fixer les matières colorantes. Si l'on empêche leur multiplication (addition de 10 p. 100 d'alcool) on obtient des spirilles (Babès et Cornil). Suivant les conditions du milieu, le bacille cholérique peut donc présenter un polymorphisme considérable. Une culture vieille de quelques heures seulement se colore en rose violet par addition de 5 à 10 p. 100 d'acide chlorhydrique pur (*Choléra*, Roth).

II

Le bacille du choléra vit peu de temps dans les matières fécales. Des matières fécales et de l'urine additionnés d'une culture de bacilles et exposés à une température de 20°, deviennent stériles au bout de quatre-vingt-seize heures, à 8° au bout de vingt-quatre heures (Uffelmann).

Si le malade est atteint de diarrhée, le bacille ne survit plus au bout de quarante-huit heures à 20° et vingt-quatre heures à 8°.

Hueppe a montré, contrairement à Koch, que le bacille virgule supportait la dessiccation et que sa virulence était accrue en l'absence de l'oxygène. Wood a montré que les microbes anaérobies facultatifs sont beaucoup plus sensibles à l'état d'anéorobiose qu'à l'état d'aérobiose. Sur le sol, les microbes vivant en contact avec l'oxygène deviennent aérobies et par conséquent beaucoup plus résistants. Cette résistance dépend aussi des variations de niveau de la nappe liquide souterraine. Lorsque ce niveau est élevé, les microbes sont à l'abri de l'oxygène et anaérobies; si ce niveau est bas, le sol est imprégné d'oxygène et les microbes sont aérobies (Hueppe et Wood).

Les eaux stagnantes sont de bons milieux de culture. Dans l'eau distillée, il ne vit que douze heures, tandis qu'il résiste sept jours dans l'eau de boisson (Babès), sept mois dans l'eau de rivière ou de puits (Wolfhügel).

Son optimum de développement est entre 30 et 40°; mais il se développe à partir de 20°. Il résiste à 10°. Il vit plusieurs jours à 45°, mais est tué à 50° au bout de quelques jours, et rapidement à 75°. Il peut passer tout un hiver à l'air libre (Babès).

Les acides, d'une manière générale, sont nuisibles aux bacilles cholériques. Le bichlorure de mercure, le sulfate de cuivre, la quinine sont les plus puissants des antiseptiques vis-à-vis de ces microbes.

Le bacille virgule ne s'observe dans l'intestin

que dans les cas de choléra. Il est surtout aérobie sa culture se développe lentement sans air.

Le choléra spontané n'existe pas en dehors de l'homme. On observe quelques symptômes cholériques après l'injection des cultures dans le duodénum (Micali, Cornil, Babès, etc.). Koch a toujours produit le choléra mortel chez le cobaye, en ayant soin d'alcaliniser préalablement l'estomac et d'immobiliser l'intestin par l'opium.

L'inoculation du virus cholérique n'a jamais réussi à produire le choléra chez l'homme. Bouchard a reproduit les expériences de Koch sur le cobaye et a obtenu les mêmes résultats bien que remplaçant la culture cholérique par de la vieille culture pyocianique, ou même un bouillon aigri à l'air. Le même auteur a isolé des matières fécales et de l'urine des cholériques un alcaloïde spécial déterminant, par son injection, des troubles morbides. Villiers, Pouchet, etc. ont isolé des ptomaïnes. Plus récemment, Gamaléia a isolé deux substances : une vaccinale (peptone) produisant l'hypothermie et l'inflammation locale, l'autre (leucalbumine) produisant la diarrhée et les convulsions.

III

En 1884, Emmerich trouva dans le sang et les viscères des cholériques un bacille qu'il considéra comme celui du choléra, il est pathogène pour les animaux. Weisser démontra la ressemblance avec le bacterium coli commune.

Ils produisent des lésions locales et des phénomènes généraux. Ils ne franchissent jamais les couches de la muqueuse intestinale.

La thèse de Koch, qui fait du bacille virgule l'agent du choléra, a été pendant longtemps l'objet de vives attaques, se basant sur le fait que dans d'autres circonstances, dans le choléra nostras, on trouve des organismes semblables dans le mucus buccal. On a démontré que ces organismes se distinguent facilement du bacille de Koch.

On a encore objecté que ce bacille ne se rencontre pas dans tous les cas de choléra. Lesage et Macaigne ne l'ont pas trouvé, à l'hôpital Saint-Antoine, dans 33 cas sur 95 sujets morts du choléra. Les conclusions de ces recherches ont été démenties en Allemagne, ainsi que l'a rappelé Gaffky au douzième congrès allemand de médecine interne tenu à Wiesbaden du 12 au 15 avril 1893. A Hambourg, on a rencontré le bacille dans tous les cas mortels survenus dans les six premiers jours de l'épidémie. A l'hôpital Moabit de Berlin, sur 207 individus atteints de choléra nostras sans bacille, un seul succomba. Sur 30 qui présentaient des bacilles, on constata la moitié de décès.

Cependant, il faut savoir que d'autres microbes que le bacille virgule, par exemple le streptocoque, peuvent déterminer de la diarrhée en temps d'épidémie chronique.

D'après Cunningham, différents vibrions se rencontrent dans le choléra ; nous verrons, plus bas, l'opinion exprimée récemment par Metchnikoff.

Le nombre des bacilles présents dans les selles n'est pas en rapport avec la gravité du choléra. C'est ainsi que dans les atteintes légères il y a des cultures pures, tandis qu'on n'observe dans les cas graves que quelques colonies au milieu de divers autres bacilles, surtout le bacterium coli

La difficulté qu'il y a à donner le choléra aux animaux et à l'homme lui-même a amené beaucoup de savants à renier le bacille virgule dans le choléra, malgré sa présence constante dans les selles.

IV

Nous avons dit dans un autre chapitre que Ferran (de Barcelone), avait, pendant une épidémie qui sévissait en Espagne, vacciné contre le choléra. Il inoculait directement à l'homme 1/2 à 1 centimètre cube d'une culture pure et virulente de bacille du choléra ; cette injection hypodermique était faite dans la région brachiale du niveau des triceps, cinq jours après il injectait

1 centimètre 1/2 de la même culture, puis 2 centimètres cubes. M. Ferran déclare qu'il a expérimenté ces inoculations un très grand nombre de fois (plus de 300,000 fois), et qu'elle est inoffensive pour l'homme. Il ajoute toutefois qu'elle ne fait pas avorter le choléra en incubation, et que son vaccin doit être injecté à l'homme au moins cinq jours avant toute atteinte. Cet éminent expérimenteur ne paraît pas avoir essayé la méthode de Behring contre la bacille virgule.

Petenkofer, absorbant une grande quantité de vibrions, après avoir avalé de fortes doses d'alcalis, fut sujet à de la diarrhée pendant cinq jours, mais ne ressentit aucun trouble du côté de l'état général et des reins. Les bacilles ne disparurent des selles que le neuvième jour.

Prenant la dixième partie de la dose de Petenkofer, Emmerich eut une première selle vingt-quatre heures après, et fut plus gravement malade. Sa diarrhée dura quatre jours, et les bacilles disparurent le onzième.

Au Congrès de Budapest, qui s'est tenu du 1er au 9 septembre 1894, Metchnikoff a rappelé qu'il avait avalé de grandes quantités de vibrions sans rien éprouver. Par contre, Pfeiffer et Poulet ont pris, malgré eux, le choléra au laboratoire de Koch. Il existe de même un cas positif à l'Institut Pasteur. Il y a donc un facteur causal inconnu; il faut considérer les lieux et les temps. C'est ainsi que l'eau de Seine, dans laquelle Sanarelli a découvert en 1893 le microbe du choléra, a été inoffensive pour les Versaillais.

V

On ne peut aujourd'hui admettre, comme autrefois, que les bacilles cholériques trouvent, dans ces lieux, des conditions défavorables à leur pullulation. D'autre part, ni la neutralisation du suc gastrique, ni la propriété spéciale des noyaux des cellules endothéliales, qu'a supposée Klemperer, ne peuvent expliquer l'absence d'épidémie cholérique. Inoffensive par le canal intestinal, l'injection de vibrion dans le péritoine intoxique les rongeurs.

C'est alors que Metchnikoff a eu l'idée d'étudier le rôle des associations microbiennes dans la genèse du choléra. Semant des vibrions cholériques virulents dans des conditions défavorables sur de la mauvaise gélatine ou de vieux microbes sur de la bonne gélatine, il a constaté que ces derniers ne poussaient pas, mais que, si l'on raye la gélatine d'une strie et qu'on sème un autre microbe, on les voit se développer sur la strie et à une faible distance d'elle. Un microbe défavorable entrave le développement malgré la présence d'un microbe favorable, et, chose curieuse, les microbes les plus favorables ont des levures analogues avec les véritables levures et les sarcéines, Or, on sait la fréquence de ces dernières dans l'estomac de l'homme.

D'après Metchnikoff, ce n'est pas l'alcalinité de l'estomac qui est nécessaire pour déterminer sûrement le choléra, mais bien les microbes qui pullulent dans l'estomac humain. Ainsi, lorsqu'on est indemne de choléra malgré la présence du bacille de Koch, c'est qu'il y a peu de microbes favorables et beaucoup de défavorables. Grâce au rôle qu'il fait jouer aux microbes favorisants et empêchants des organes digestifs, Metchnikoff explique des faits d'épidémiologie qui paraissaient en désaccord avec la théorie du bacille virgule et surtout l'influence incontestable du temps et des lieux.

Au même Congrès de Budapest, Gruber a opposé à Metchnikoff ce fait que dans le choléra il ne faut pas tenir compte d'un germe unique mais qu'il existe des races et des espèces distinctes, les unes très virulentes, les autres peu, quelle que soit la dose administrée.

VI

Il ressort de ces derniers travaux que le bacille virgule, dont nous avons, au début de ce chapitre, étudié les principaux caractères, est bien la cause du choléra.

Ce qui nous manque pour l'étude expérimentale de la maladie, ce sont des animaux sensibles, non doués de l'état réfractaire.

Depuis longtemps, on savait, surtout après Koch, que le pouvoir pathogène d'un microbe réside, le plus souvent, dans l'intoxication déterminée par ses produits. Hueppe et Pfeiffer l'ont montré pour le bacille du choléra. L'injection intra-péritonéale de 1 centimètre cube de sa culture tue le cobaye au bout de deux heures. L'injection intra-veineuse est également rapidement mortelle pour le lapin.

Nous avons passé en revue, dans le chapitre de l'Immunité acquise, les tentatives de vaccination contre le choléra qui ont été réalisées dans ces dernières années. Il serait hors de propos d'y revenir. Mais elles devaient fatalement amener à des méthodes d'immunisation, et s'il faut avouer qu'aucun résultat définitif n'a encore été obtenu, on a eu lieu d'espérer que les découvertes de Behring ne tarderont pas à porter leur fruit dans ce domaine.

VII

L'étude du sérum d'animaux vaccinés contre le vibrion avicide et contre le vibrion cholérique a donné des résultats remarquables. Behring et Niessen, pour le vibrion avicide, Zasslein, pour le choléra, ont démontré que ces vibrions poussent facilement dans le sérum des cobayes neufs, mais sont complètement détruits dans celui des cobayes vaccinés.

Néanmoins, les premières tentatives de sérumthérapie sont dues à G. Klemperer (*Berlin. Klin. Woch.*, 12 déc. 1892; *Deuts. med. Woch.*, 1892). Il a opéré avec des cultures pures, de virulence telle qu'un cobaye succombait en douze à vingt-quatre heures, à la suite de l'injection intra-péritonéale de 1 centimètre cube de bouillon ensemencé avec un tube d'Agar, mis à 37° pendant vingt-quatre heures.

Les lapins sont très sensibles au poison cholérique. Huit centimètres cubes de culture chauffée à 70° pendant douze heures, dont 3 centimètres cubes sont inoffensifs sur un cobaye de 400 grammes, peuvent en injection intra-veineuse tuer un lapin de 2,000 grammes en vingt-quatre heures. On peut immuniser, en employant des doses plus faibles; pour cela, le mieux est d'injecter dans la veine auriculaire, à deux jours d'intervalle, quatre fois 3 centimètres cubes de la culture à 70°. Trois jours après la dernière injection, on en a immunisé contre 1[cc],5 de culture virulente. L'injection intra-péritonéale du sérum sanguin de ce lapin immunise le cobaye contre une dose mortelle.

Deux centimètres cubes de ce sérum suffisent pour l'immunisation d'un cobaye de 400 grammes.

Un lapin était ainsi immunisé contre la pneumonie. Son sérum sanguin immunisa le cobaye contre le choléra et la souris contre la pneumonie, fait qui confirme l'idée des immunités simultanées de Klemperer.

VIII

Après ces essais théoriques de sérumthérapie, Klemperer a fait ingérer le bacille cholérique à des cobayes, dont il avait neutralisé l'estomac et paralysé l'intestin par l'opium. La mort arrive en un à trois jours avec des symptômes graves de choléra infectieux. L'introduction par la bouche, chez le cobaye, de 5 centimètres cubes de culture en bouillon amène sûrement la mort; 3 à 4 centimètres cubes donnent un résultat incertain.

Klemperer pense que, par la voie buccale, il n'y a pas infection comme chez l'homme, mais intoxication. En tout cas, comme l'intoxication par la voie péritonéale et intestinale ressemble à celle du choléra humain, il était légitime de songer à vacciner contre la première comme on l'a fait contre la dernière.

En effet, Klemperer a pu vacciner contre l'intoxication intestinale en inoculant des cultures immunisantes.

Il a ensuite, pour la première fois, pratiqué l'immunisation contre la voie stomacale. C'est ainsi que trois jours après l'ingestion de 5 à 8 centimètres cubes de culture chauffée douze heures à 70°, les animaux sont vaccinés contre une dose mortelle.

Avec l'aide de Krüger, il a cherché à atténuer des cultures cholériques au moyen d'un courant électrique constant. Un courant de 20 milliampères, agissant vingt-quatre heures sur une culture datant d'un jour, amène la destruction complète des bacilles et l'atténuation de ses toxines. On produit ainsi le même résultat qu'en chauffant le bouillon deux heures à 70°.

IX

En 1893 (*Deuts. med. Woch.*), Pawlowski et Buchstab ont cherché, par la sérumthérapie, à neutraliser les pepto-toxines du bacille de Koch.

Ils ont vacciné 20 lapins et 20 cobayes, en leur injectant d'abord des cultures portées à la température limite du développement du bacille, puis d'autres moins virulentes, et en dernier lieu celles du virus exalté par le passage à travers divers organismes. Les injections étaient pratiquées dans le péritoine et sous la peau. Enfin, on introduisait le bouillon dans l'estomac avec une sonde.

Pawlowski et Buchstad ont aussi étudié l'action thérapeutique du sérum de chiens immunisés. Ils ont constaté *in vitro* son énergique pouvoir bactéricide. Il est impropre à la culture du bacille de Koch. Il suffit même que le bouillon peptonisé en soit additionné pour qu'après vingt-quatre heures, il ne donne plus la réaction de Bonioide (coloration rouge bleuâtre de l'indol par HCl).

L'injection de $0^{cc},1$ ou même de $0^{cc},2$ de sérum d'animaux fortement vaccinés produit une immunisation rapide. En se servant de la méthode de Bruger-Ehrlich, ils ont trouvé un pouvoir immunisant maximum de 1 sur 130,000.

Des lapins témoins, inoculés avec 5 centimètres cubes de culture, succombèrent tous, tandis que sur 16, qui avaient reçu sous la peau du sérum immunisé une, trois ou cinq heures après cette inoculation, quatre seulement moururent.

D'après les auteurs de ce travail, le sérum immunisé posséderait une action mécanique : il coagulerait par son albumine les toxines instables. Ajoutons que l'injection de 1 centimètre cube de sérum a été inoffensive sur l'un d'entre eux.

X

Au douzième congrès allemand de médecine interne (12-15 avril 1893, Wiesbaden), Rumpf, de Hambourg, a pratiqué des injections de sérum chez des malades. Il l'a fait sans succès dans 35 cas.

Dans le *Wratch* (voir aussi *Bulletin médical*.

27 mai 1893), Triwouse s'élève contre l'emploi de tout moyen antiseptique dans le traitement des infections aiguës. D'après lui, cette intervention est non seulement inutile, mais nuisible, car, en même temps que le bacille sécrète des toxines, il fabrique des bactériotoxines. « En tuant les microbes devenus salutaires, on pourrait tuer le malade. » Ce qu'il importe de faire, c'est de venir en aide à la production de l'immunité. Aussi, Triwouse conseille-t-il, dans le choléra, d'injecter le sérum d'un animal vacciné contre cette infection, ou mieux, de transfuser un peu de sang d'un individu convalescent de choléra, sous prétexte que le sérum ou le sang renferment des bactériotoxines.

Lors de l'épidémie de Hambourg, les médecins allemands ont pratiqué des injections hypodermiques de sérum.

Michael a vu une anurie, persistant depuis quatre jours, disparaître une demi-heure après l'injection.

Lazarus (*Berlin. klin. Woch.*, 1892) a constaté que le sérum sanguin des convalescents de choléra peut prévenir la mort des cobayes qui reçoivent ensuite une injection intra-péritonéale de bacille cholérique. La dose minima, pour cela, est de 1 décimilligramme.

Klemperer a également repris, au point de vue pratique, ses expériences physiologiques que nous avons signalées plus haut. Il a constaté, sur deux malades convalescents de choléra, que 1 centigramme du sérum de l'un, et 50 centigrammes du sérum de l'autre suffisent pour immuniser le cobaye contre une dose mortelle.

Ayant injecté sous la peau d'un étudiant 5 centigrammes de cultures atténuées par le chauffage et de 3 gr. 1 de cultures virulentes, il vit son sérum, qui n'était antitoxique qu'à la dose de 1 gramme et demi, le devenir au point que 5 milligrammes suffisaient à immuniser un cobaye.

Ingérant en quarante-sept jours, un demi-litre de cultures cholériques, préalablement chauffées à 70° pendant deux heures, Klemperer a vu le pouvoir antitoxique de son sérum devenir 25 fois plus fort.

Il a pu également immuniser le cobaye par l'injection de 5 centigrammes de lait de chèvre vaccinée. L'inoculation hypodermique de 5 centimètres cubes de ce même lait peut également conférer au sérum de l'homme un pouvoir microbicide.

Il faut rapprocher de cette tentative de lactothérapie celle de Ketscher (Société de biologie, 20 octobre 1892).

Dans le *British med. journal* (9 septembre 1893), Kanthack (de Liverpool) et Wesbrock (de l'Université de Cambridge) ont publié un excellent travail sur l'immunité contre le choléra. Nous n'en extraierons que ce qui est relatif à la sérumthérapie. Comme l'a montré Vincensi, le sérum de cobayes vaccinés par diverses méthodes peut en immuniser d'autres. De plus, le sérum d'un animal vacciné par la méthode d'Haffkine ou par des injections successives de culture chauffée à 65 ou 100°, immunise d'autres cobayes contre le virus fort de ce savant, et contre l'injection intra-péritonéale de fortes doses de cultures virulentes.

Un des expérimentateurs, qui s'était injecté sous la peau du bouillon virulent, n'a eu qu'une réaction locale légère contre un demi-tube de virus de Haffkine. Ceci semble indiquer qu'on a tort de distinguer les poisons métabolique et intra-cellulaire. De plus, la loi de Klemperer, dont Behring est partisan (*Deut. med. Woch.*, avril et mai 1893), est que le sérum d'un vacciné contre le choléra n'immunise que contre cette infection. Elle est en opposition avec la théorie de Klein (*Brit. med. journ.*, 23 mars 1893). Il en est de même de ce fait que le sérum de l'un des expérimentateurs vacciné par la méthode de d'Haffkine ne préserve pas le cobaye des accidents des bacilles prodigiosus et pyocyanique.

CHAPITRE IX

VARIOLE

I

Le microorganisme de la variole n'est pas encore définitivement établi, comme je l'ai dit dans un autre chapitre. J'ai bien découvert dans la lymphe d'une pustule variolique un micro-coccus en tout semblable (un peu plus gros cependant), au micrococcus de la lymphe vaccinale. J'ai pu cultiver ce coccus à une température de 37°, et reproduire sur le flanc d'une génisse de belles pustules. Cette première génisse ainsi vaccinée avec de la variole de laboratoire est devenue réfractaire à toute inoculation de pus variolique ou de cow-pox. Je n'ai jamais essayé d'immuniser des animaux avec des produits solubles de ces cultures, qui sont cependant très riches.

Auché a tenté (*Arch. clin. de Bordeaux*, 1893), la sérothérapie dans la variole. Dans une première observation, il a vu que le traitement avait permis d'éviter la suppuration. Mais il considère ce résultat comme une pure coïncidence.

Chez les autres sujets qu'il a traités, Auché n'est pas arrivé à arrêter le cours de la maladie.

II

M'inspirant des travaux publiés par Straus, j'ai fait moi-même une série d'expériences dans cet ordre d'idées. J'ai vacciné des génisses avec du pus variolique, d'après la méthode de Haccius, de Genève. Les pustules se développent bien sur le flanc de l'animal, qui est abattu le huitième jour, c'est-à-dire au moment où la maladie atteint sa période d'état. J'ai recueilli le sérum et je l'ai utilisé pour traiter des varioliques. Je possède 5 observations de varioliques où la sérumthérapie fut appliquée. L'injection du sérum a été faite chez tous mes malades dès le troisième ou le quatrième jour de l'éruption. Dans un cas, cependant, de variole confluente, compliquée d'albuminurie, je ne fus appelé que le septième jour. A cette date, tout le corps était littéralement envahi et j'eus de la peine à trouver une parcelle cutanée pour faire ma piqûre. La température atteignait 41° au moment de l'injection Le soir même de cette inoculation, la température n'atteignait plus que 38° et tous les symptômes généraux graves disparurent. Disons cependant que les pustules suppurèrent mais la réparation cutanée fut prompte et la convalescence rapide. J'ai injecté à ce malade 5 centimètres cubes de sérum, 6 fois, c'est-à-dire qu'il a reçu en tout 30 centimètres cubes.

Les 4 autres varioliques furent traités de la même façon, mais dans de meilleures conditions Je fus appelé de bonne heure, le deuxième, le troisième ou le quatrième jour, dans des cas de variole discrète. Je pratiquai à mes malades immédiatement une inoculation de sérum (5 centimètres cubes), inoculation que je répétai 5 fois. Après la première injection la température céda, aucun accident septique ne se produisit : j'eus même la satisfaction de faire avorter la suppuration. Les varioliques entrèrent en convalescence le neuvième ou le dixième jour.

Cette expérience clinique est facile à renouveler puisqu'on peut immuniser les génisses par du cow-pox ou du pus variolique, renouveler ainsi le sérum qu'on a l'occasion fréquente d'injecter aux varioliques.

CHAPITRE X

SEPTICÉMIE

I

Le streptococcus de Fehleisen (erysipelatis), qui cause l'érysipèle, fut découvert par Nepveu en France et Hueter en Allemagne (1868-1880), et est formé d'un chapelet de cocci mesurant en moyenne 0,3 μ. Il se colore bien par le violet de méthyle. Il est anaérobie et aérobie et se cultive mieux dans le vide. L'inoculation d'une culture pure faite à des hommes et même à des animaux (Fehleisen) donne toujours l'érysipède. Il offre de grandes ressemblances avec le streptococcus pyogenes de Rosenbach, avec les streptococci de Ogston, les chaînettes de Löffler, le microbe du phlegmon, de la fièvre perpuérale.

II

Les inoculations de ces streptococci s'accompagnent de tumeurs inflammatoires et de phlegmon, ce qui n'a jamais lieu pour l'érysipèle franc. Quand on injecte un mélange de micrococcus pyogenes et de streptococcus de Fehleisen, on voit se développer un érysipèle avec suppuration (Tricorni). Pour F. Widal, il y a identité entre l'érysipèle et l'infection puerpérale : d'abord analogies cliniques, puis résultats positifs, qu'il a obtenus en essayant de provoquer l'érysipèle par injection, à des animaux, de streptocoques recueillis dans l'utérus de femmes atteintes d'infection puerpérale.

Sur trois cas d'érysipèle obtenus expérimentalement par Widal, deux fois la culture injectée avait été fournie par le pus d'un abcès. Il a de même observé que le microbe de l'érysipèle humain déterminait chez les animaux et la plaque érysipélateuse et le foyer de suppuration.

Le même auteur a prouvé expérimentalement que le streptocoque retiré du pus, après un passage à travers le lapin, en même temps qu'il acquiert une nouvelle virulence, perd ses qualités pyogènes et devient apte à produire l'érysipèle. Par la culture sur pomme de terre, ce microbe perd la faculté de former des chaînettes ; il la retrouve par culture dans un bouillon de viande-peptone.

Lewy a obtenu des résultats analogues.

Mosny a établi (1891) que le streptocoque pyogène que l'on trouve constamment dans la forme lobulaire de la broncho-pneumonie, était identique avec celui de l'érysipèle : même morphologie, même action sur le lapin, etc.

Pour Bouchard, le streptocoque déterminant les infections secondaires de la grippe, celui de l'érysipèle, de l'infection puerpérale, de l'infection purulente, des pseudo-rhumatismes, ne font qu'un.

Le streptococcus erysipelatis se trouve aussi dans le sang et dans la plupart des parenchymes.

La septicémie des souris est une affection, décrite par Koch en 1878, et qui est causée par un streptocoque.

III

Klemperer l'a étudiée au point de vue de l'immunisation.

Avec le sérum du sang de lapins rendus réfractaires par l'injection intra-veineuse, il a pu obtenir la guérison chez la souris. La dose injectée était de 0,5 à 1 centimètre cube.

De plus, le sérum ne guérit que l'affection contre laquelle l'animal d'où on l'a retiré a été vacciné.

En 1893 (Soc. de biologie, 15 avril), Nironoff a entrepris au laboratoire de Straus des expériences, ayant pour but de voir si l'on peut immuniser le lapin contre le streptocoque et utiliser son sérum dans le traitement de la septicémie.

La conclusion a été qu'on peut immuniser cet animal par l'injection sous la peau de 3 à 6 centimètres cubes d'une culture de streptocoque vieille de trois jours et chauffée vingt minutes à 120°, et que son sérum peut alors, à la dose de 3 à 4 centimètres cubes par kilogramme, soit arrêter la septicémie aiguë, soit lui donner une marche chronique avec formation de processus septiques locaux.

Plus récemment encore (Soc. de biologie, 23 février 1895), Marmoret a pu, en faisant passer le streptocoque un grand nombre de fois chez le lapin, lui donner une virulence extraordinaire, au point que l'injection hypodermique de 1 cent-milliardième de centimètre cube de culture tue le lapin en trente heures.

L'inoculation de ce microbe virulent ou de sa toxine, immunise les lapins, qui fournissent alors un sérum préventif et curatif.

IV

A la suite de cette communication Charrin et Roger ont rapporté leur tentative de sérumthérapie contre la fièvre perpuérale. Des cultures de streptocoque de l'érysipèle dans du bouillon ont été, au bout de dix jours, concentrées au bain-marie et réduites au dixième de leur volume primitif. On les porte ensuite à l'autoclave à 115° sans filtrer, et on pratique dans une veine d'un mulet, à quinze jours d'intervalle les unes des autres, 8 injections de 30 centimètres cubes chacune. Elles n'ont produit aucun trouble notable. S'étant assuré du pouvoir curateur du sérum de ce mulet, recueilli quinze jours après la dernière injection, Charrin et Roger ont injecté sous la peau d'une femme atteinte de fièvre perpuérale 8 centimètres cubes de sérum. Le lendemain, aucune amélioration. Nouvelle injection de 8 centimètres cubes. Le surlendemain, la situation est un peu meilleure, mais toujours sérieuse. On introduit alors 25 centimètres cubes. Cette intervention amène, dès le lendemain, une amélioration rapide : chute de la fièvre, bon état général, et la convalescence s'établit rapidement.

CHAPITRE XI

SYPHILIS

I

On ne connaît pas encore l'agent pathogène de la syphilis.

Cette maladie étant contagieuse, on a cherché de bonne heure à trouver son microbe spécifique : Klebs, Aufrecht, Birch-Hirschfeld, Morison, etc. en ont décrit qui n'ont certainement aucun rapport avec la syphilis. Lussgarten (1884-1885) crut l'avoir trouvé lorsqu'il décrivit un bacille vivant dans le chancre induré et dans les gommes, et présentant de grandes analogies avec ceux de la lèpre et de la tuberculose. Doutrepont a décrit un bacille, qu'il croit spécifique, mais qu'il n'a pu cultiver.

La présence de microcoques dus à une infection secondaire est donc constante, mais ces microcoques n'ont aucune relation avec la syphilis.

Même si l'on arrivait à obtenir des cultures d'un bacille dont la présence serait constante, on ne pourrait s'assurer de sa spécificité. On ne connaît en effet aucun animal qui soit susceptible de contracter cette maladie, malgré les expériences à première vue contraires de Legros (cochon d'Inde), de Carenzi (génisse), de Klebs (singe), de Martineau (porc et singe), les lésions relevées par ces divers auteurs étant dues à une septicémie produite par un agent injecté en même temps que le virus syphilitique.

Malgré ces insuccès, le microbe de la syphilis doit être très semblable à ceux de la lèpre et de la tuberculose, les lésions qu'ils provoquent tous trois ayant une incubation et une évolution lentes.

II

Les méthodes de sérumthérapie dans la syphilis ont reposé tantôt sur l'inoculation du sang d'animal réfractaire, tantôt sur celle de sang de syphilitique. De tous les animaux, le cheval est peut-être seul le qui soit capable de syphilisation. Le choix des sérums antisyphilitiques ne manque donc pas.

Aussi Tommasoli a-t-il tenté (*Rif. med.*, 1893. *Intern. Klin. Rundschau.* 1893. *Gazetta degli ospitali*, 1892. *Giorn. italiano delle malattie venere*, nov. et déc. 1892), principalement sur des filles publiques au stade de syphilis secondaire grave, l'injection du sérum du sang d'agneau et de veau à la dose de 2 à 8 centimètres cubes chaque fois, de façon à atteindre une dose totale de 32 à 49 centimètres cubes en 6 injections d'ordinaire, une fois en treize jours, le tout dans un intervalle d'au plus deux à trois semaines.

Dès la huitième semaine de traitement, il y avait disparition ou atténuation des accidents syphilitiques, chez la plupart des malades, il ne s'est pas montré de récidive même dix mois après la cessation du traitement.

D'après Tommasoli, cette médication guérit non seulement les accidents, mais l'infection syphilitique elle-même.

III

Cependant, elle offrirait quelques inconvénients. Parmi les plus constants, il y a une fièvre transitoire, suivant de quelques heures l'injection, et que les conditions aseptiques du sérum et du mode opératoire empêchent de rapporter à une infection; de la tuméfaction et de la douleur au siège de l'injection, symptômes passagers qui ne se produisent pas aux premières injections, mais seulement quand on injecte 4 centimètres cubes au moins; enfin, surtout chez les débilités, du malaise avec parfois de la céphalée et des troubles gastriques.

Il convient de citer, parmi les phénomènes accidentels, un érythème survenant surtout chez les femmes leucorrhéiques, des défaillances, de la pâleur, de l'hypothermie dans l'intervalle des injections.

IV

Avant Tommasoli, Kollmann (*Deuts. med. Woch.*, 1892) avait pratiqué sans succès les injections de sérum de mouton, veau, chien, lapin, dans 3 cas de syphilis secondaire, 3 autres de chancre mou, 1 de psoriasis, 3 de blennorragie aiguë, 1 de blennorragie chronique et un autre de catarrhe vésical.

Les 22 injections qu'il fit chez les 9 malades non syphilitiques ne déterminèrent absolument aucune réaction. Les résultats furent nuls chez les 3 syphilitiques que Kollmann suivit pendant un an et demi et plus.

Le sérum était injecté à la dose de 6 centimètres cubes; les malades le supportèrent sans inconvénient.

Forcé de recourir au traitement mercuriel intensif, Kollmann a eu des récidives dans 2 cas.

Tommasoli lui a répondu que son insuccès provenait de l'emploi de doses trop faibles.

V

On sait que l'immunité contre la syphilis est acquise peu de jours déjà après le début du chancre, et dans la syphilis *par conception*. On sait, d'autre part, que les accidents syphilitiques cessent entre le quatrième et le cinquième mois de la grossesse, et qu'ils ont une intensité peu marquée chez les femmes atteintes par conception, ce qui tient sans doute, dans le premier cas, à ce que les toxines sont en faibles proportions, à une époque où le fœtus a encore de petites dimensions, et dans le second, à ce que le passage des produits solubles dans le torrent circulatoire, précédant celui de l'agent pathogène, diminue la virulence de ce dernier.

S'appuyant sur ces faits, Pellizari a pensé (*Rif. medica*, 1893) que l'immunité des syphilitiques contre une nouvelle infection s'explique par l'antagonisme entre l'agent de la syphilis et ses toxines. Le sang du syphilitique contiendrait des matières immunisantes ou au moins atténuantes contre la syphilis acquise. D'où est venu à Pellizari l'idée d'injecter non du sérum d'animaux, mais du sérum de syphilitique arrivé à la période gommeuse. La dose employée sous la peau était de un demi à 1 centimètre cube (*Giornale ital. delle mall. ven. e della pelle*, nov. 1892).

Tommasoli a reproché à cette nouvelle méthode de nécessiter la présence d'un syphilitique, qui donne son sang, à la période voulue, d'exposer à l'inoculation d'une autre maladie infectieuse que la syphilis, et à l'injection d'une syphilis plus ancienne, et partant plus virulente.

VI

Dans le *Giornale ital. della Mal. vir. e d. pelle* (juin 1893, fasc. 2), Giuseppe Mozza, de la clinique dermosyphilopathique de l'Université de Cagliari, a essayé de contrôler les expériences de ses compatriotes.

Dans une première série d'observations, il retirait le sang de la carotide d'un agneau ou d'un chien de la façon suivante : il rasait la peau, lavait au savon de potasse, au sublimé à 2 p. 1000, à l'alcool absolu et à l'éther, ouvrait le vaisseau avec des instruments stérilisés et recevait le sang dans un cylindre de verre stérilisé, maintenu transversalement dans un mélange réfrigérant.

Au bout de douze, seize, vingt-quatre, quarante-huit heures, on verse le sérum au moyen d'une pipette dans une éprouvette stérilisée. On lave alors une capsule de porcelaine avec de l'eau stérilisée, on la stérilise à la flamme et on la place sous une cloche de verre stérilisée. Après refroidissement du tout, on verse le contenu dans la capsule le contenu de l'éprouvette.

Premier cas. — Chancre de consistance cartilagineuse, sans éruption syphilitique. Injection de 44 centimètres cubes. Diminution de l'induration.

Deuxième cas. — 34 centimètres cubes de sérum. Aucune modification.

Troisième cas. — Chancre dur avec pléiade inguinale, n'est pas modifié par 24 centimètres cubes.

Quatrième cas. — Résultat négatif.

Dans une seconde série d'expériences, Mozza n'employa que le sérum de mouton sous la peau duquel il avait injecté journellement, depuis un mois, 10 à 20 centimètres cubes de sérum de syphilitiques à la période latente, n'ayant pas encore subi de traitement mercuriel, ou ne l'ayant subi que depuis deux à trois mois.

Premier cas. — Chancre dur, avec engorgements ganglionnaires.

Du 1er au 10 août, injections de 4 à 5 centimètres cubes de sérum. Pas de résultat.

Deuxième cas. — Uréthrite purulente, chancre dur avec pléiade inguinale. Injection du 15 avril au 18 mai. Moindre dureté du chancre, disparition presque entière du bubon.

Troisième cas. — Siphilome érosif du scrotum.

20 centimètres cubes de sérum. Moindre dureté du chancre; pas de modification du bubon. Pas d'accidents par suite de l'injection.

Si ces résultats ne sont pas satisfaisants, Mozza a du moins démontré que l'emploi de précautions aseptiques permet d'employer la méthode sérumthérapique sans qu'il en résulte aucune réaction locale ou générale.

VII

Depuis ces travaux, la question a fait du chemin en France, grâce à l'inspiration de M. le professeur Richet. A la séance de la Société de biologie du 12 janvier 1895, il a présenté trois notes, l'une avec M. Héricourt, l'autre de M. Triboulet, la dernière de M. Héricourt, qui résolvent entièrement la question.

Déjà, dès 1891, sur les conseils de M. Richet, M. le professeur Fournier employait le sérum de chien pour le traitement des lupus et syphilis graves, rebelles.

M. Feulard a publié le résultat de ces essais dans le *Bulletin de la Société française de dermatologie et de syphiligraphie* (juillet 1892). Chez deux malades gravement atteints, le sérum avait particulièrement transformé l'état général.

Depuis cette époque, Héricourt et Richet sont revenus au principe qu'ils avaient développé depuis 1888, à savoir le renforcement de l'immunité naturelle, chez l'animal, par l'infection expérimentale. Pour cela, ils ont injecté dans les veines d'un chien 20 centimètres cubes de sérum de syphilitique (chancre et éruption roséolique). Le sixième jour après l'injection hypodermique de son sérum qui a été employé dans un but thérapeutique.

Triboulet a rapporté l'observation d'une jeune femme de vingt-deux ans, présentant des ulcérations consécutives à des gommes, sans nulle tendance à la cicatrisation spontanée. Le traitement spécifique a été sans influence pendant 6 mois au moins.

Le 10 décembre,	on pratique	1 injection	de 1 c. c.
11 —	—	—	—
12 —	—	—	2 c. c.
13 —	—	—	—
14 —	—	—	3 c. c.
15 —	—	—	—

Le 16, urticaire fébrile, avec symptômes généraux.

A partir du 14, tendance à la cicatrisation, qui, le 10 janvier 1895, est presque complète.

Amélioration remarquable de l'état général (embonpoint, disparition d'un état antérieur d'anémie accentué).

Héricourt a également indiqué les premiers

résultats du traitement sérothérapique de la syphilis dans un cas de taches au début chez une ancienne syphilitique.

La malade avait reçu, en 3 injections, 6 centimètres cubes de sérum. La céphalée nocturne, les douleurs gastralgiques, les vomissements et les douleurs fulgurantes des membres inférieurs ont disparu, et les douleurs occipitales se sont entièrement amendées.

CHAPITRE XII

FIÈVRE TYPHOIDE

I

Le bacille typhique fut signalé, pour la première fois, dans le rein, par Bouchard (1879). Eberth l'étudia de 1880 à 1881 et lui donna son nom.

Le bacille d'Eberth et ses cultures sont polymorphes. C'est un petit bâtonnet de 2 à 3 μ de long sur 1 μ de large qui, lorsqu'on le cultive dans un bouillon simple, devient plus petit et beaucoup plus mince, et plus trapu lorsqu'il se développe sur gélose ou pomme de terre. La présence de cils vibratiles le rend très mobile. Il est à la fois aérobie et anaérobie. Cultivé en présence de fuchsine, il s'en empare et décolore le liquide (G. d'Abundo).

La résistance du microbe d'Eberth n'est pas très grande ; en effet, il ne résiste jamais à une température de 60° pendant plus de vingt minutes en présence de vapeur d'eau. Par contre, il peut supporter pendant plus de trois mois une température variant entre — 1° et — 11° (Pictet).

Cette atténuation peut aussi être facilement produite par la lumière. Au bout de six à huit heures d'insolation (en mai) le bacille a perdu toute faculté reproductrice (Janowsky).

L'action de l'acide chlorhydrique est plus rapide à la dose de 0,9 p. 100; il tue les bacilles en trois heures.

Les vieilles cultures du bacille d'Eberth contiennent une ptomaïne très toxique, découverte par Brieger, la typhotoxine. Outre cette toxine, le bacille sécrète une substance soluble, qui rend désormais le milieu impropre à sa pullulation et qui a la propriété de vacciner les animaux. On ne trouve jamais le bacille d'Eberth dans le sang.

La survivance du bacille d'Eberth est considérable. Grancher et Deschamps ont montré qu'il vit pendant cinq mois et demi à une profondeur de 50 centimètres dans le sol humide.

Les bacilles d'Eberth vivent mal dans l'eau ordinaire, si l'on ne renouvelle pas de temps en temps la colonie par de nouveaux immigrants; elle périt ou prend des caractères morphologiques nouveaux.

L'infection peut se faire par la voie pulmonaire.

Le microbe peut passer de la mère au fœtus.

Le bacille typhique ne se rencontre jamais chez le cadavre dans aucun des organes où il pullule pendant la maladie (foie, rate, cœur, poumon, cerveau, etc.). Lorsque la maladie se prolonge, on peut trouver dans ces organes un microbe se rapprochant beaucoup du bacterium coli commune.

Le bacille d'Eberth est quelquefois pyogène. Ce fait a été démontré expérimentalement par Vinay et Roux, qui ont produit du pus séreux (bacille pur) en injectant une culture typhique dans le tissu cellulaire sous-cutané du lapin.

Il peut persister longtemps après la maladie, sous forme d'accidents locaux : abcès, vésicule biliaire, etc.

II

Toutes les espèces animales, sur lesquelles on a expérimenté, sont naturellement réfractaires à la fièvre typhoïde.

Les premières tentatives dans ce sens datent de 1862, époque à laquelle Murchison tenta d'infecter un porc en mélangeant à ses aliments des excréments de typhique, sans succès d'ailleurs.

En renouvelant ces expériences sur le lapin, Birch-Hirschfeld réussit à déterminer une maladie avec fièvre et diverses lésions anatomiques différentes de celles de la fièvre typhoïde. Les inoculations de sang typhique faites sur des hommes et des animaux échouèrent aux mains de Motschinkoffsky.

Jusqu'alors, on n'avait employé que des liquides

organiques infectés; les premières expériences faites avec des cultures pures datent de Gaffky. Cet auteur expérimenta sur de nombreuses espèces animales et n'eut que des insuccès.

Au contraire, Frankel et Summando obtinrent des résultats positifs avec les cobayes, les lapins et les souris. Pour Sirotimis la mort résultait d'une intoxication produite par les produits solubles que renferme le bouillon injecté.

Vidal et Chantemesse ont repris ces expériences en se servant de microbes très virulents et de souris blanches.

Sur 30 sujets, 17 moururent au bout de vingt-quatre heures, 10 après quarante-huit heures, un seul après trois jours. L'inoculation avait porté sur le péritoine. La mort n'arrive qu'au bout de dix à douze jours si l'injection porte dans le tissu sous-cutané.

Le lapin est plus résistant que la souris; la guérison arrive généralement au bout d'une quinzaine de jours. La terminaison fatale est rare. Ces résultats ont été confirmés par les recherches expérimentales de W. Cygnœus, Gasser, Gilbert et Girode, etc.

III

Nous avons fait plus haut allusion au procédé de MM. Chantemesse et Widal qui permet d'obtenir une maladie à évolution uniforme (Chantemesse et Widal, *Ann. de l'Inst. Pasteur*, nov. 1892). Les mêmes auteurs ont ensuite étudié l'immunisation et la sérumthérapie (*Idem*). Un bouillon chauffé à 100° est privé de ses microbes, mais ses produits solubles ne sont pas altérés et sont toxiques pour le cobaye. Suivant la dose injectée, le cobaye meurt ou, s'il survit, est désormais immunisé. Dans ce dernier cas, l'animal maigrit pendant une quinzaine de jours sous l'influence du virus, puis se rétablit. Cette immunité durable paraît être d'autant plus complète que la dose injectée a été plus considérable.

Le sérum d'un cobaye ainsi vacciné peut conférer l'immunité très rapidement, en quelques heures, à l'animal auquel on l'injecte. La quantité de sérum nécessaire pour immuniser est très faible : 2 centimètres cubes suffisent soit pour un animal de la même espèce, soit même pour un animal d'une espèce différente.

Chantemesse et Widal ont étudié l'action du sérum humain typhique sur des animaux. Un lapin inoculé avec une culture très virulente meurt en huit heures. Si on lui injecte du sérum humain, il recouvre la santé après huit jours de maladie. Pour voir si l'immunité était complète, les auteurs lui ont injecté de nouveau un virus très nocif, huit jours après son rétablissement.

La mort survint en dix heures ; mais on ne

trouva aucun microbe dans l'organisme; la mort avait été déterminée seulement par les produits solubles de la culture.

Il en est de même avec le cobaye. Contrairement à l'immunité acquise par l'injection de produits solubles, l'immunité, que produit l'injection de sérum, est passagère et ne dépasse ordinairement pas un mois.

IV

Ces expérimentateurs ont essayé l'action d'un sérum animal sur la marche de la fièvre typhoïde chez l'homme. Ils appliquèrent cette méthode à deux reprises différentes sur 2 malades.

Une première injection de 25 centimètres cubes (en deux fois) du sérum d'un animal immunisé n'ayant pas été suivie d'amélioration, le deuxième malade reçut une dose beaucoup plus considérable : 180 centimètres cubes en deux jours. Ces injections furent bien supportées, mais échouèrent comme dans le premier cas.

Ces insuccès tiendraient peut-être, selon les auteurs, au temps trop considérable qui s'écoule entre le début de l'infection et l'injection de sérum, période de temps inconnue pour l'homme, tandis qu'elle peut être facilement mesurée chez l'animal sur lequel on expérimente.

Un cobaye, ayant été infecté trente-cinq minutes

auparavant, reçut du sérum d'un autre cobaye vacciné. La maladie ne se développa pas. Si on laisse s'écouler six heures avant d'injecter du sérum, la maladie est seulem[illegible] ralentie dans son cours.

Comme nous l'avons déjà dit, le sérum humain peut remplacer dans ce rôle le sang de cobaye et, fait explicable, le sérum de certaines personnes, n'ayant jamais eu la fièvre typhoïde, possède pourtant des propriétés immunisantes à l'égard du cobaye.

Stern, se fondant sur l'immunité que créait le sérum humain, espéra que l'on pourrait un jour utiliser cette propriété pour lutter contre la fièvre typhoïde.

V

La réalisation de cette idée fut tentée par A. Hammerschlag, dans son service de Vienne, sur 5 typhiques. Pour lui, le sang des convalescents contenait une substance capable de neutraliser le virus diphtérique. Chez 3 de ces malades, l'injection de sang n'amena aucun phénomène notable. Chez les 2 autres, il nota une diminution de la fièvre sans diminution de la durée de la maladie. L'un des 2 reçut une première injection de 40 centimètres cubes (sang de malade parvenu au trentième jour de sa convalescence) et une deuxième de 10 centimètres cubes (quatrième jour de l'apyrexie) ce qui fit descendre sa température de 40° à 35°,2 et finalement à 39°.

Chez le deuxième malade, la température tomba de 42° à 35°, puis remonta rapidement.

VI

Les dernières épidémies ayant amené l'attention du côté du typhus symptomatique, il était naturel de porter son attention sur la sérumthérapie de cette affection, si voisine de la véritable fièvre typhoïde.

C'est ce qu'a fait M. Legrain (Soc. de biologie, 19 janvier 1895). Il a pratiqué des injections de doses successivement croissantes de sérum de convalescents de typhus (2, 4, 6, 10 et 20 centimètres cubes). Leur effet le plus constant a été un abaissement de la température, proportionnel à la quantité injectée. Cet abaissement commence environ trois heures après l'injection et atteint son maximum vers la quinzième heure.

Douze centimètres cubes de sérum ont donné un maximum de 2°,3. Néanmoins, quarante heures après l'injection, il y a recrudescence de la fièvre.

Parfois, on voit la sécrétion urinaire augmenter dans la journée qui suit l'injection.

La stupeur profonde, le coma et même une

hémiplégie d'ordre toxique ont disparu huit à dix heures après une injection de 10 centimètres cubes.

En somme, voici quels ont été les résultats des injections sur l'évolution du typhus :

Dans un cas de typhus grave, l'injection de 14 centimètres cubes, au quatrième jour de l'affection, a fait tomber la température et amené la guérison au bout de deux jours.

Dans d'autres cas très graves, l'affection n'ayant été prise qu'aux sixième et huitième jours, n'a pas été abrégée, mais a été soulagée.

Legrain recueillait le sérum sur des convalescents de typhus, ne présentant plus de symptômes fébriles depuis une semaine.

VII

S'appuyant sur ce fait qu'une première atteinte de typhus met généralement à l'abri d'une seconde, *Stern* a également cherché (*Zeit. f. Hyg. und. Inf.*, t. XVI) si le sérum d'individus guéris possédait des propriétés immunisantes. Les expériences ont porté sur des souris et des cobayes. Dans 8 cas, il a recueilli le sérum deux à vingt-six jours après la cessation de la fièvre ; il a obtenu 6 fois un résultat positif. Dans 5 cas, le sérum, récolté un à dix mois après la maladie, a donné

3 résultats positifs. Dans 2 cas, il n'a pas trouvé de propriétés immunisantes au sérum recueilli dix mois après. Chose curieuse, c'est surtout chez les individus morts de typhus qu'elles sont les plus actives.

Les cultures typhiques étant aussi virulentes dans le sérum immunisé que dans le sérum ordinaire, on ne peut invoquer ici une action bactéricide de ce sérum. Le sérum immunisé n'a pas non plus une action antitoxique manifeste, ainsi que l'a vu l'auteur en injectant aux animaux un mélange de sérum et de cultures stérilisées par la chaleur.

Stern pense donc que le sérum agit peut-être comme un ferment ayant pour résultat non de neutraliser les produits bactériens, mais d'amener dans l'organisme des modifications, lui permettant de résister aux microbes.

CHAPITRE XIII

INFLUENZA

I

Les premières recherches microbiologiques sur l'influenza datent de l'épidémie de 1889-1890. Les expérimentateurs ne constatèrent alors, dans les crachats et les viscères, que des microbes vulgaires, microbes fréquentant habituellement la cavité bucco-pharyngée et devenus virulents : streptocoque (Soc. méd. des Hôpitaux, 24 janvier 1890, Bouchard, Vaillard, Vincent, du Cazal, Laveran, Chantemesse, Widal), le pneumonoque (Ménétrier, 1886, Weichselbaum et Netter), le pneumo-bacille de Friedlaender (Letulle et Freizer, James), le staphylocoque (Bouchard).

Cette multitude de microbes, que l'on retrouve dans les crachats, pourrait faire penser que la grippe n'est pas due à un microbe, mais à plusieurs.

Malgré cela, la plupart des microbiologistes pensent que ces microbes ne sont que le fait d'une infection secondaire et que le véritable agent de l'influenza est encore inconnu.

Beaucoup de savants crurent avoir isolé ce microbe spécifique : Otto Seiffert (de Wurtzbourg) dans les crachats (microbes en chaînette), Klebs (*Centralb. Bakt.*, t. VII, 1890), dans le sang (microbe flagellé), Kowalsky (deux nouveaux bacilles et un microcoque), Babès (deux bactéries, dont l'une pâle encapsulée, *Centralb. Bakt.*, p. 8, 15, 19), Jolles (*Zur Ætiologie der Influenza*, *Wiener med. Blatter*, n° 4, 1890), Kirschner ont décrit chacun un microbe encapsulé ; Kruse, Pausini, Pasquale (*Studien über die Influenza*, *Centralb. f. Bakt.*, t. VII) ont rencontré, dans 50 cas, des streptocoques et un diplocoque spécial.

Arloing (*Lyon médical*, 20 nov. 1892) a décrit un bacille éberthiforme; Cornil et Chantemesse (Ac. de Médecine, 9 février 1892. Pour l'historique détaillé voir Jarron, *Thèse de Bordeaux*, 1891) ont trouvé un bacille dans le sang, bacille pathogène chez le singe et le lapin.

II

De tous ces travaux, une seule chose persiste : l'importance considérable des infections secondaires dans le cours de l'influenza.

Toutes ces recherches étaient destinées à un insuccès complet, car les auteurs avaient employé dans leurs recherches les méthodes ordinaires de coloration, méthodes incapables, ainsi que cela a été démontré plus tard, de déceler l'agent spécifique de la grippe.

La première chose à faire pour arriver à ce résultat était donc de créer une nouvelle technique : Pfeiffer la trouva.

Cela une fois fait, la voie était ouverte et de nombreux savants ne tardèrent pas à s'y engager.

Ce fut d'abord Kitasato[1] (Soc. de méd. int. de Berlin, janv. 1892) qui isola et cultiva un microbe identique avec celui de Pfeiffer. Puis Canon (Soc. de méd. int. de Berlin, janv. 1892) qui croit, contrairement à Pfeiffer, que ce microbe se trouve surtout dans le sang, puis Weichselbaum (*Wiener klin. Wochenschr.*, nos 32 et 33) ; puis Huber (*Zeitsch. f. Hyg.*, t. XIII) et Klein (*Local government Board further reports*, 1889-1892); Chiari (*Prag. med. Woch.*, 1893) qui, sur trois cas, le trouva une fois associé au pneumocoque; puis Pribram (*Prag. med. Woch.*, 1893) dans 27 cas, Boschardt (*Berl. klin. Wochenschr.*, janv. 94) 35 fois sur 50; ces deux auteurs ne l'ont constaté que pendant les premiers jours de la maladie; puis Bielicke (*Berlin. klin. Woch.*, n° 23, juin 1893)

[1] *Deutsche medicinische Wochenschrift*, 14 janv. 1892. *Zeitschr. f. Hyg. Infekt.*, XII; *Hyg. Rundsch*, III, n° 14, juillet 1893. Voir aussi deux revues générales dans les *Annales de l'Institut Pasteur* sur l'influenza : 1893 et 1894.

qui l'isola et le cultiva 15 fois sur 35, dans les crachats, enfin, Pfühl (*Centralb. f. Backter.*, 1892), s'élèvent contre les conclusions de Pfeiffer tout en décrivant un bacille de la grippe très semblable à celui de ce dernier auteur.

En France, les recherches dans ce sens manquent totalement; cependant la plupart des microbiologistes, notamment Metchnikoff, admettent les conclusions de Pfeiffer.

III

Le microbe de Pfeiffer, que l'on trouve en abondance dans les crachats, ne se cultive bien que dans un milieu nutritif additionné de sang de provenance quelconque, de préférence de pigeon, en raison de la richesse de ces derniers en hémoglobine (Huber). C'est un filament très grêle deux à trois fois plus long que large, à extrémités arrondies, et se groupant volontiers deux à deux, ce qui l'a fait prendre quelquefois pour un diplocoque. Il forme de petites colonies incolores ne se confondant jamais les unes avec les autres (Pfeiffer, puis Kitasato). Il ne se développe pas sur la gélatine solide, et est exclusivement aérobie. Il ne peut vivre qu'entre 26 et 42°. Dans l'eau distillée, il meurt au bout de vingt-quatre heures, et dans un milieu convenable il est nécessaire de l'ensemencer tous les huit jours pour pouvoir le conserver.

Lorsqu'il est desséché, sa vitalité est encore amoindrie; en effet, chauffé dans cet état à 37°, il meurt en une heure ou deux (huit heures à la température ordinaire) et à 60° en quelques minutes. Des crachats desséchés depuis trente à quarante heures sont incapables d'ensemencer un bouillon.

IV

Les animaux ne contractent pas spontanément l'influenza. Cependant, la salive des chats et des chiens contient un bacille pathogène pour le lapin et dont les caractères décrits par Fiocca (de Berne), sont fort voisins de ceux des bacilles de Pfeiffer.

Les singes et les lapins contractent l'influenza lorsqu'on leur injecte une culture pure (Pfeiffer). Si la dose est faible, l'animal a de la dypsnée, de la fatigue musculaire et de la fièvre. Si la dose est élevée on trouve un affaiblissement croissant et un abaissement de la température qui se terminent par la mort.

Chez le singe, lorsqu'on a choisi la trachée, comme voie d'entrée, l'animal meurt au bout de sept jours avec des abcès pulmonaires, mais sans bacilles dans le sang.

Chez l'homme, la voie de pénétration la plus fréquente de ce microbe est le poumon où il détermine souvent des lésions de broncho-pneumonie suppurée (Pfeiffer, Chiari).

Les phénomènes généraux qui donnent l'influenza seraient dus, pour Pfeiffer, à une intoxication, le microbe étant localisé; pour Cauch, au contraire, ils seraient dus à la présence dans tous les organes du microbe que cet auteur croit disséminé dans le sang.

Les travaux plus récents de Klein et de Huber semblent confirmer les idées de Pfeiffer.

V

Alexandro Brischettini (*Riforma med.*, 19 juillet 1893) a constaté que le bacille de Pfeiffer n'était pas gêné dans son développement par l'action du sérum d'animaux immunisés contre l'influenza. L'action de ce sérum se borne à diminuer la toxicité des produits solubles. Un animal immunisé par une injection de ces produits solubles voit son immunité augmenter par l'injection d'une culture.

L'injection de sérum d'un animal immunisé neutralise *in vitro* l'action des toxines que sécrète le bacille et détermine, chez l'animal sain, l'immunité soit contre une infection, soit contre une intoxication. Il est donc certain qu'on peut, à l'avenir, utiliser ce sérum à la fois comme agent vaccinal et curateur.

CHAPITRE XIV

VENINS

I

Phisalix et *Bertrand* ont entrepris tout récemment sur l'immunisation contre les venins une série de brillantes recherches, que l'Académie des sciences a justement couronnées, en décembre dernier, du prix Montyon.

On savait déjà depuis longtemps que certains animaux jouissent d'une immunité naturelle vis-à-vis de leurs propres venins.

Les auteurs, ayant d'abord démontré la présence du venin de crapaud dans son sang, ont pensé que l'immunité de cet animal tenait à une accoutumance.

Ils ont étendu ce même fait à la salamandre et à la vipère.

Cette relation entre la composition du sang et la présence de glandes venimeuses est une preuve de plus en faveur de la sécrétion interne des glandes.

Fontana avait depuis longtemps montré que la couleuvre résiste au venin de la vipère, et pourtant, elle n'est pas connue comme venimeuse. Les expériences de Phisalix et Bertrand ont montré que cette exception n'était qu'apparente, et la toxicité du sang de couleuvre coïncide avec la présence de glandes venimeuses homologues de celles de la vipère.

L'idée d'une analogie entre les virus et les venins découlait de la notion des poisons solubles microbiens, mise en lumière par Chauveau. Elle a été prouvée expérimentalement par Phisalix et Bertrand.

Ces auteurs ont différencié dans le venin de vipère 2 principes toxiques : l'échidnox et l'échidnotoxine. Le premier, agissant localement, résiste peu à l'ébullition. Le second agit surtout sur le système nerveux vaso-moteur. Une très courte ébullition ne le détruit pas, mais la chaleur l'atténue plus ou moins suivant l'intensité et la durée du chauffage.

II

Phisalix et Bertrand ont vu (Société de biologie, 10 février 1894) que le venin de vipère chauffé cinq minutes à 100° perd la plupart de ses propriétés. A 75°, la destruction n'est que partielle. Un chauffage de quinze minutes à 75° équivaut à celui de cinq minutes à 100°.

Une dose mortelle du venin ainsi préparé peut impunément être injectée à un cobaye de 500 grammes. Mais, il a acquis une propriété nouvelle; il vaccine contre l'inoculation ultérieure d'une dose mortelle de venin ordinaire, soit 3 dizièmes de milligramme. Phisalix et Bertrand ont nommé le venin ainsi modifié échidno-vaccin.

Cependant, l'état vaccinal n'est pas le résultat de la circulation d'une matière vaccinante; il n'apparaît que quarante-huit heures après l'inoculation. Il est donc produit par une réaction de l'organisme.

Il se passe en somme pour les venins ce que Courmont et Doyon ont montré pour les cultures stérilisées de tétanos. Il y a une période d'incubation.

III

La réaction de l'organisme entraîne la formation *d'antitoxine*, qui, injectée à un animal sain, le préserve contre une inoculation mortelle.

Si on mélange, en effet, du venin pur avec du sérum de cobayes immunisés, et qu'on l'inocule dans le péritoine d'un cobaye normal, on n'obtient aucun effet. Donc, ce sang est doué d'un pouvoir antitoxique; 3 dixièmes de milligramme sont neutralisés par 3 centimètres cubes de sang immunisant.

Comment se produit l'antitoxine? Les auteurs pensent qu'elle est due à une réaction chimique entre l'échidno-vaccin et l'un des principes du sang. En effet, un mélange de sang normal et d'échidno-vaccin, après quarante-huit heures de séjour à l'étuve, possède une action antitoxique nette.

L'année dernière, également (Soc. de biologie et Ac. des sciences), *Calmette* a pu réaliser l'accoutumance au venin de vipère par l'inoculation progressive de doses croissantes, ce que d'ailleurs Kauffmann avait déjà fait.

Il a neutralisé l'action de ce venin par un traitement au moyen des solutions de chlorure d'or au 1 centième et même par les solutions ordinaires d'hypochlorite. Enfin, il a constaté que le sérum d'un lapin vacciné contre le venin de vipère permet, lorsqu'on en injecte 4 centimètres cubes une heure et demie avant ce venin, de neutraliser complètement son effet. Chose curieuse, cette inoculation préventive avec le sérum de lapins inoculés contre le venin de vipère les immunise aussi contre le venin de cobra.

Calmette a consacré à l'étude des venins un important mémoire dans les *Annales de l'Inst. Pasteur* (mai 1894). Il a même annoncé qu'il avait employé le sérum pour le traitement de l'intoxication par le venin de serpents chez l'homme et qu'il avait réussi à guérir des morsures par cette méthode.

CHAPITRE XV

CHARBON

I

Nous avons au cours des précédents chapitres signalé les nombreux travaux relatifs à cette maladie. Depuis les travaux de Bouchard, elle est devenue une maladie d'étude, et a servi à l'édification des intéressantes théories relatives à l'atténuation et à la vaccination.

On sait qu'elle est causée par un microbe, désigné par Davaine sous le nom de bactéridie charbonneuse, et qui rentre dans le genre bacille (bacillus anthracis).

Elle se présente sous trois aspects différents. Dans le sang, elle revêt la forme de bâtonnets cylindriques, homogènes, plus courts chez le bœuf que chez le cobaye et la souris, plus longs chez les rongeurs que chez l'homme. Chaque bâtonnet est généralement isolé. Mais on en voit parfois des chaînettes de 2 à 4 ou 5. Un fort grossissement montre que leur protoplasma est homogène et que ces microbes sont souvent entourés d'un espace clair, qu'on a considéré comme une capsule. Enfin ils sont quelquefois renflés et élargis à leur extrémité; mais toujours, ainsi que Koch l'a montré, ils sont coupés carrément. Ce caractère permet de les distinguer du *bacillus subtilis*, que l'on trouve dans les infusions du foie, dans le corps des animaux.

La bactéridie charbonneuse prend, lorsqu'on la sème sur les milieux de culture usuels, une forme allongée.

Parfois, elle s'étire en longs filaments enchevêtrés, constitués par du protoplasma homogène, entourés d'une faible gaine hyaline, et dans la plupart desquels on voit le protoplasma divisé en segments réguliers et distincts.

Dans les milieux de culture, ces filaments ne tardent pas à donner des sports endogènes, qu'il est facile de voir en colorant les préparations à la fuschine après un chauffage assez élevé, les décolorant à l'alcool, et les recolorant par le bleu de méthylène. On voit les filaments colorés en bleu, et les spores en rouge.

La bactéridie charbonneuse se développe facilement dans les milieux habituels, pourvu que leur réaction soit neutre ou légèrement alcaline, et que l'oxygène y ait un accès facile.

Dans le bouillon, la bactéridie végète sous forme de petits grumeaux suspendus dans le liquide qui reste clair. Après quelque temps, ils tombent au fond et se désagrègent.

Quand on sème la culture par une piqûre sur un tube de gélatine, on voit se développer une bande blanchâtre donnant naissance à de petits filaments, qui deviennent bientôt floconneux.

Sur l'agar, il donne une traînée blanchâtre, épaisse. Sur une plaque de gélatine il présente au bout de deux ou trois jours l'apparence d'un disque arrondi, constitué par un tissu et des flocons de filament.

II

Tels sont les principaux caractères de la bactéridie charbonneuse, contre laquelle on a également fait des tentatives de sérumthérapie.

Agota et Josahura (Comptes rendus de l'Université japonaise, juin 1890) ont vu que les bacilles du deuxième vaccin ayant végété dans le sang de grenouilles, rats blancs, chiens immunisés contre le charbon, sont inoffensifs pour la souris.

Serafini et Enriquez (*Ann. de. l. Instit. d'Igiene sperim.* de Rome; *Hyg. Rundch.*, t. II, 25 sept. 1892) ont institué sur 24 lapins, 37 souris domestiques, 14 souris blanches, 46 cobayes, des expériences contradictoires.

Ils ont injecté sous la peau, dans le péritoine et les veines de ces 121 animaux du sang de chiens, rats, poules, grenouilles, crapauds, tortues lézards, vaccinés contre le charbon. Au cobaye et au lapin ils ont inoculé quelques centimètres cubes à 40 centimètres cubes, à la souris quelques gouttes à 1 centimètre cube. Ce sang était tantôt additionné de solution salée physiologique, tantôt défibriné, tantôt inoculé seul.

On injectait le charbon, soit après l'inoculation du sang, généralement au bout de quelques heures, une fois quinze jours après la dernière, soit en même temps et quatre heures avant.

Dans tous ces essais, les animaux sont morts et les caractères de l'infection n'ont pas été modifiés.

BIBLIOGRAPHIE[1]

BEHRING. — Deutsch. med Woch., 1889.

BEHRING. — La Sérumthérapie, 1892.

BRIEGER, KITASATO et WASERMANN. — Zeitsch. f. Hyg. und Infections K., t. XII.

KANTHAK. — Brit. med., 5 novembre 1892 : Immunité, Phagocytose et Chimiotoxines.

RIGI. — Rif. medic., 25 juillet 1893.

CHARRIN et ROGER. — Soc. de Biol., 3 décembre 1892. Rôle du sérum dans le mécanisme de l'immunité.

BEHRING. — Centr. f. Bakter., t. XXII.

S. BERNHEIM. — Gaz. hebd. de méd. et chir., décembre 1890.

BERNABEO. — Ann. de microg., août 1893.

KRUSE. — Zeiglers Beitrage z. pathol. Anatom., t. XII, 1893.

CHARRIN. — Semaine méd., 25 février 1893.

S. BERNHEIM. — Tub. et transfusion de sang de chèvre. Ann. du Congrès de la Tub., 1891.

GUINARD. — Académie, 6 mars 1893.

[1] Aucun ordre chronologique n'est observé dans cette bibliographie pour les nombreux travaux cités, qui ont été consultés par l'auteur conformément aux différents chapitres exposés dans cet ouvrage.

ROGER. — Gaz. hebd., 1er avril 1893.

ZAGARIE et INNOCENTE. — Arch. des mal. de biologie, t. XVIII, 1893.

ORLANDI. — Rif. med., 21 avril 1893.

CZAPLENSKI. — Zeitsch. f. Hyg. und Infectiones Kr., t. XII.

CHARRIN et COURMONT. — S. de Biol., 11 mars 1893.

METCHNIKOFF. — Ann. Inst. Pasteur, mai 1892.

BUCHNER. — Munch. med. Woch., 1891, p. 671.

EHRLICH. — Deut. med. Woch., 1891.

CHARRIN. — Semaine méd., 1892, p. 493.

KLEMPERER. — Berliner Kl. Woch., 4 juillet 1892.

KLEBS. — Wien. med. Woch., 1892.

CHATENAY. — Th. de Paris, 1893-1894.

MODICA. — Ac. gioneia, t. VII.

SANARELLI. — Ann. Inst. Pasteur, avril 1893.

CHARRIN. — Sem. méd., 10 décembre 1892.

S. BERNHEIM. — Immunité, Rev. méd. et Pratique méd., 1892.

DENYS. — La Cellule, t. X.

BUCHNER. — Berl. Klin. Woch., 9 mai 1891.

KIOUKA. — Centr. f. Klin. med., 1892.

DE RENZI. — Rev. clin. e therapeutica, 1893.

MONTUORI. — Rif. med., février 1893.

CHARRIN et GLEY. — Arch. Phys., 1893.

HILDEBRAND. — Munch. med. Woch., 1894.

RUMMO. — Rif. med., 9 octobre 1893.

GOTTSTEIN et SCHLEICH. — Immunität, Infectionstheorie und Diphteriesesrum.

PARASCANDOLO. — Sull' immunita per lo streptococcus pyogenes. Rif. med., 24 décembre.

POEHL. — Les théories de l'immunité et de l'immunisation considérées au point de vue de la chimie biologique. Vratch., 8 décembre.

SEMMER. — Sur la valeur diagnostique de la malléine et de la tuberculose. — Arch. des Sc. biol. de Saint-Pétersbourg, III, 2.

KOSSEL. — Le traitement de la diphtérie.

STERNBERG. — Boston med. journ., 19 janvier 1893.

ROOSEVELELT. — N.-York med. journ., mars 1893.

FERRAN. — Choléra morbus asiatique.

DE CRÉSANTIGNES. — Le traitement de la diphtérie.

GILLET. — La pratique de la sérothérapie.

GÜMPEL. — Uber die naturliche Immunitat gegen cholera.

S. BERNHEIM. — Immunisation et sérumthérapie, congrès de la tub., 1893.

PERRIGAUX. — Sérum antidiphtérique.

METCHNIKOFF et ROUDECTO. — 1891. Ann. Inst. Pasteur.

WOLF. — Cent. f. pathol. anat., 1891.

GAMALEIA. — Gaz. hebd., 1891.

KLEMPERER. — Berl. Kl. Woch., 2 mai 1892.

RICKARDS. — Brit. med. j., novembre 1893.

BORDET. — Ann. Inst. Pasteur, mai 1892.

LEONI. — Rev. d'hyg., t. XVI.

TALAMON. — Méd. mod., 20 janvier 1894.

GEMY. — Bul. m. de l'Algérie, 10 juillet 1894.

HERVIEUX. — Ac. méd., 31 juillet 1894.

HUNT. — Journ. amer. med. Ass., 25 août 1894.

KRAMER et BOYCE. — Brit. med. j., 4 novembre 1893.

CAUFIELD. — Amer. j. of. med. sc., septembre 1893.

HACCIUS et ETERNOD. — Rev. m. de la Suisse romande.

FISCHER. — Sem. méd., 28 septembre 1892.

ZIEMSSEN. — Deut. Arch. f. Klin. med., n° 50.

LOWENTAHL. — Viener med. Woch., 1892.

SERRAFINI et ERIQUEZ. — Ann. de l'Instito d'Igiena sper della R. Univ. Roma, t. I.

LUTON. — Gaz. des hôp., 2 février 1893.

ROUX. — Ann. Inst. Pasteur, octobre 1894.

CENTANI. — Rif. med., novembre 1893.

BEHRING. — Deut. med. Woch., 1893.

HAMMERSCHLAG. — Deut. med. Woch., 1893. Sérothérapie.

S. BERNHEIM. — Immunisation antitub. et sérumthérapie. Congrès int. de Rome, mars 1884.

LANDOIS. — Cent. f. Klin. med., 1892.

BRIEGER et EHRLICH. — Deut. med. Woch., 1892.

TIZZONI et CATTANI. — Rif. med. 30 octobre 1893.

COURMONT et DOYON. — Province méd., 18 mars 1893.

KITASATO. — Zeitsch. f. Hyg., t. XII.

BUSCHKE. — Deut. med. Woch., 1893.

VAILLARD. — Ann. Inst. Pasteur, 8 novembre 1892.

GIOVANI. — Cent. f. Bakt. u. Paras., t. XII.

BARTH et MAYET. — Soc. m. des hôp., 3 mars 1893.

MORITZ. — Munch. med. Woch., 1893.

HUEBNER. — Deut. med. Woch., 1894.

TIZZONI et CATTANI. — Deut. m. Woch., 1874.

ESCHERICH. — Wiener Klin. Woch., 1893.

GALTAI. — Rif. med., 3 juillet 1893.

LÉSI. — Rif. med., 18 août 1893.

BEHRING et KNORR. — Zeitsch. f. Hyg. und. Infect. K., t. XIII.

S. BERNHEIM. — Traité clinique et thérapeutique de la tuberculose pulmonaire.

CHOUPPE. — Bull. m., 26 mars 1893.

ROUX et VAILLARD. — Ann. Inst. Pasteur, février 1893.

GALMARD. — Th. de Paris 1892, traitement du tétanos.
BENOU. — Ann. Inst. Pasteur, 1892.
VAILLARD. — Ann. Inst. Pasteur, 1892.
BEHRING et FRANCK. — Deut. med. Woch., 1892.
CASALI. — Rif. med., 1er juin 1891.
TIZZONI. — Rif. med., 15 juillet 1892.
METCHNIKOFF. — Ann. Inst. Pasteur, 1894.
PFEIFFER et WASERMANN. — Zeitsch. f. hyg. und Infeks. K., t. XIV.
CALMETTE. — Arch. de Méd., mars et avril 1894.
PFEIFFER. — Zeitsch. f. hyg., t XVII.
MACRAE. — Brit. med. journ., 22 septembre 1894.
KLEMPERER. — Berl. Kl. Woch., 1892.
WATKINS. — Arch. phys., t. IV, 1892.
KETSCHER. — Arch. de méd. expér., t. V, 1893.
KLEIN. — Brit. med. j., 25 mars 1893.
AUCHÉ. — Arch. clin. de Bordeaux, 1er juillet 1893.
PAWLOWSKI et BUCHSTALE. — Deut. m. Woch., 1893.
HAFFKINE. — Choléra et cobaye, et lapin et pigeon.
GAMALÉIA. — Biologie, juillet 1892.
CHAUVEAU. — Biologie, 8 novembre 1892.
LAZARUS. — Berl. Klin. Woch., 24 octobre 1892.
MICHAEL. — Deut. Med. Woch., 1892.
STERN. — Deut. med. Woch., 1892.
SANARELLI. — Ann. Inst. Pasteur, novembre 1892.
FOA et SCABIA. — Giornale della R. acad. de med. de Torino, mai 1892.
KRUSE et PANSINI. — Zeitsch. f. hyg., t. II.
ISSAEF. — Ann. Inst. Pasteur, mars 1893.
EMMERICH et FOWITZKY. — Munch. med. Wochensch., 1891.
CHANTEMESSE et WIDAL. — Ann. Inst. Pasteur, 1892.

VIQUERAT. — Rev. méd. Suisse romande, t. XIII, 1893.

HUGHES et CARTER. — Therap. Gaz., 15 juin 1894 : Injections dans la pneumonie et la fièvre typhoïde de sérum provenant des convalescents des mêmes maladies.

ARKHAROW. — Arch. de méd. expér., t. IV. Guérison de l'infection pneumonique chez les lapins au moyen du sérum des lapins vaccinés.

PANSINI. — Ziegler's Beithrage z. pathol. Anat., t. XII, 1893. Action du sérum sur les microorganismes, en particulier sur sa puissance curative dans l'infection pneumonique.

LAVA. — Giornale della R. academia di medicino di Torino, janvier 1893. La sérothérapie dans 10 pneumonies.

MIRONOFF. — Arch. de méd. expér., t. V : Immunisation du lapin contre le streptocoque et traitement de la septicémie streptococcique par le sérum du sang des animaux immunisés.

BEHRING. — Cent. f. bakteriologie, t. XII. Recherche sur le streptococcus longus.

KNORR. — Zeits. f. hyg. und. Infekt., t. XIII, et Hyg. Rundsch., t. III, 15 août 1893. Recherches expérimentales sur le streptocoque long.

MAROT. — Thèse de Paris, 1893. Sur un streptocoque.

ROGER. — Revue de médecine, 10 déc. 1892. Streptocoque de l'érysipèle.

MIRONOFF. — Biologie, 15 août 1893. Immunisation des lapins contre le streptocoque et traitement de la septicémie streptococcique par le sérum du sang des immunisés.

BRUSCHETTINI. — Rif. med., 17 juillet 1893.

RICHET et HÉRICOURT. — Biologie, 12 janvier 1895.

MAZZA. — Giorn. ital. de mal. vener., t. XVIII, 1893.

LORENZ. — Thiermed. Rundsch., t. VI, et Hyg. Rundsch.,

t. II. Expériences pour conférer l'immunité du rouget porcin.

BEISSWÄNGER. — Berlin. thieraerztl. Wochens, 1892, et Hyg. Rundschau, t. III, 1er mars 1893. Vaccination des porcs contre le rouget.

Revue Hayem, 2e semestre 1893.

PETTERMANN. — Ann. Inst. Pasteur, 1893.

BABÈS. — Roumanie méd., t. I, 1893.

ZAGARI. — Rif. med., septembre 1892.

PHISALIX et BERTRAND. — Académie, 8 janvier 1894.

VON SZÉKELY et SZANA. — Centralblatt. f. Bakteriologie, t. XII, II, III, et IV, V, p. 61 et 139. Recherches expérimentales sur les modifications du pouvoir bactéricide du sang pendant et après l'infection de l'organisme.

BUCHNER. — Berlin. Klin. Wochens., 9 mai 1891. Schutzstoffe des Serums.

BEHRING. — Centralblatt für bactériologie, t. XII. Recherches sur le streptococcus longus.

HÉRICOURT et RICHET. — Biologie, 1892. Vaccination par la tuberculose aviaire contre la tuberculose humaine, chez les singes et les chiens.

SAMAGIVA. — Arch. f. pathol. Anat. und Physiol., t. CXXIX. Influence de la tuberculine sur cobaye et lapin auxquels on a inoculé la tuberculose.

FOA et SCABIA. — Giornale della R. Accad. di medic. di Torino, mai 1892. Sur la protéine pneumonique.

ARKHAROW. — Arch. de méd. expér., t. IV. Guérison de l'infection pneumonique chez les lapins au moyen du sérum des lapins vaccinés.

BRUSCHETTINI. — La Riforma medica, 29 et 30 juillet 1892. Diffusion du poison tétanique dans l'organisme.

BRUSCHETTINI. — Deutsche med. Woch., 1892. Elimination du poison tétanique par les reins.

TIZZONI et CATTANI. — La Riforma medica, 23 et 24 août 1892. Quelques questions relatives à l'immunité pour le tétanos.

BEHRING et FRANCK. — Deutsche med. Woch., 1892. Propriétés du sérum antitétanique.

TIZZONI et CATTANI. — Deutsche med. Woch., 1892. Transmission héréditaire de l'immunité contre le tétanos.

CHENOT et PICQ. — Mémoires de la Société de Biologie, 19 mars 1892. Action bactéricide du sérum des bovidés sur le virus morveux et action curative de ce sérum dans la morve expérimentale du cobaye.

ZIMMER. — Deut. med. Woch., 1892. Immunité contre la diphtérie.

BRUSCHETTINI. — La Riforma medica, 9 août 1892. Immunité contre le typhus.

TIZZONI et CENTANINI. — La Riforma medica, 10 août 1892. Dernières recherches sur la cure de la rage.

BONOME et VIVALDI. — Riforma medica, 25 juillet 1892. Importance de la malléine dans le traitement préventif, le diagnostic et la thérapeutique de la morve.

ZAGARI. — La Riforma medica, septembre 1892. Guérison de la rage.

KLEMPERER. — Berlin. Klin. Wochens., 8 août 1892. Impfschutz, contre l'intoxication cholérique.

VARIOT. — Soc. méd. hôpitaux, 25 novembre 1892. Troubles circulatoires dans le choléra, chez les enfants. Il a injecté le sérum artificiel.

CHARRIN et ROGER. — Biologie, 2 juillet 1892. Atténuation des virus dans le sang des vaccinés.

CHARRIN et GLEY. — Arch. physiol., 1893. Transmission héréditaire d'immunité.

CHARRIN. — Semaine médicale, 1893. Antitoxines et immunité.

WERIGO. — Ann. Inst. Pasteur, 25 juillet 1892. Leucocytes comme protecteurs du sang.

BASTIN. — La cellule, t. VIII, 1892. Pouvoir bactéricide du sang.

KIONKA. — Centr. f. Bakter. und Parasit., t. XII, 1892. Pouvoir bactéricide du sang.

METCHNIKOFF. — The journal of patholy and Bacteriology, mai 1892. Humeur aqueuse et immunité.

HACCIUS. — Rapports entre variole et vaccin. Paris, 1892.

KOSTENITSCH. — Tuberculose expérimentale, traitement par tuberculine.

HÉRICOURT. — Archives de médecine, août 1892. Sérum de chien dans le traitement de la tuberculose.

KLEBS. — Deutsch. med. Woch., 1891. Composition de la tuberculine.

KLEBS. — Ibidem, 1891. Quelques remarques sur la tuberculine.

KLEBS. — 11e Congrès de méd. int. Leipzig, 1892. Guérison de la tuberculose.

KANTHACK. — Centr. f. Bakt. und Parasit., t. XII, 1892. La rate a-t-elle une action dans l'immunisation du lapin contre le pyocyanique ?

STERN. — Deut. med. Woch., 1892. Immunité contre le typhus abdominal.

SANARELLI. — Ann. Inst. Pasteur, novembre 1892. Fièvre typhoïde expérimentale.

WASSERMANN. — Deustche med. Woch., 28 avril 1892. Immunité et fixation du poison.

WASSERMANN. — Berlin. Klin, Wochen., 9 mai 1892. Immunité et résistance aux poisons bactériens.

KLEMPERER. — Berl. Klin. Wochen., 4 juillet 1892. Rapports de divers poisons bactériens avec l'immunité et le caractère des maladies.

KETSCHER. — Biologie, 22 oct. 1892, et Académie des sciences, 31 oct. Immunité contre le choléra, conférée par le lait.

FERRAN. — Biologie, 15 oct. 1893. Communication de Haffkine sur le choléra.

WAKKINS. — Arch. de physiologie, t. IV, 1892. État des globules chez un chien soumis à la vaccination cholérique.

VAILLARD. — Ann. Inst. Pasteur, t. VI. Action des humeurs d'un animal immunisé contre le tétanos, sur le virus de cette maladie.

CASALI. — Rif. medica, 1er juin 1892. Septième cas de tétanos traité par l'antitoxine Tizzoni-Cattani.

RUMMO et DE GRAZIA. — Cong. de méd. ital. et Riforma med., 27 oct. 1892. Valeur des diverses transfusions de sang homogène et hétérogène.

VON ZIEMSSEN. — Berl. Klin. Wochens., 9 mai 1892. Procédé simple de transfusion veineuse directe.

CHÉRON. — Bull. médical, 21 sept. 1892. Transfusions hypodermiques de sérum artificiel appliquées au traitement des inflammations pelviennes.

VON ZIEMSSEN. — Centr. f. Klin. Medic., 1892. Injection sous-cutanée de sang et nouvelle méthode pour la transfusion intra-veineuse.

HÉRICOURT et RICHET. — Académie, 14 nov. 1892. Influence sur l'infection tuberculeuse de la transfusion du sang des chiens vaccinés contre la tuberculose.

HÉRICOURT et RICHET. — Biologie, 5 nov. 1892. Innocuité de la tuberculose aviaire pour le singe.

CENTANINI. — Archiv. ital. di clin. medica, 1892. Valeur de la tuberculine.

CZAPLENSKI et ROLOFF. — Berl. Klin. Woch., 18 juillet 1892. Effets de la tuberculine dans la tuberculose expérimentale des lapins et cobayes.

BRONTRAEGER. — Deutsche med. Woch., 5 mai 1892. Résultats thérapeutiques de la tuberculine.

DENISON. — Med. News, 17 septembre 1892. La tuberculose et la cellule vivante ; comme l'une aide l'autre dans la lutte contre la tuberculine.

LIPARI. — Arch. ital. di clin. medica, 1892. Inoculation de tuberculine.

THORNER. — Deut. med. Woch., 23 juin 1892. Traitement par la tuberculine d'un sujet à la fois syphilitique et tuberculeux.

SPENGLER. — Berl. Klin. Wochens., 6 juin 1892. Traitement combiné par la tuberculine et la tuberculocidine.

RIBBERT. — Deut. med. Woch., 21 avril 1892. Action de la tuberculine et ses altérations anatomiques.

CHAUFFARD. — Bull. méd., 9 novembre 1892. Néphrite par tuberculine.

FISCHER. — Semaine médicale, 28 septembre 1892. Transformation de la variole en vaccin.

EMMERICH. — Berlin. Klin. Woch., 9 mai 1892. Causes de l'immunité.

WASSERMANN. — Cent. f. Klin. méd., 1892. Immunité et résistance à l'intoxication.

— Brit. med. assoc., Brit. méd. j., 5 mars 1892. Discussion sur l'immunité, la phagocytose et le chimiotoxine.

METCHNIKOFF. — Semaine med., 26 novembre 1892. Immunité dans les maladies infectieuses.

BUCHNER. — Cent. f. Klin. med., 1892. Substances vaccinantes du sérum.

KLEMPERER. — Berl. Klin. Woch., 2 mai 1892. Guérison des maladies infectieuses par immunité conférée secondaire et à l'aide de bouillon de cultures concentrées.

SCHWEINITZ. — Med. News., 24 septembre 1892. Immunité contre le choléra des porcs chez le cochon d'Inde par le sérum sanguin provenant d'animaux vaccinés.

BEHRING. — Leipzig, 1892. But pratique de la médication par le sérum sanguin et méthode pour conférer l'immunité afin d'obtenir du sérum curateur.

KOSTENITSCH. — Arch. de méd. expér., t. V. Evolution de la tuberculose provoquée chez les lapins par les bacilles morts et son traitement par la tuberculine.

KITASATO. — Zeitsch. f. Hyg. und Infektions krankh., t. XII, et Hyg. Rundsch., t. III, 1er avril 1893. Traitement par la tuberculine.

ED. V. MEYER. — Deutsche med. Woch., 1893. La tuberculine de Koch servant au diagnostic.

ARTHUR KLEIN. — Vienne et Leipzig, 1893. Recherches expérimentales sur la cause de l'action de la tuberculine.

SCHIESS et KARTULIS. — Zeitschr. f. Hyg. und Infect., t. XV, et Hyg. Rundsch., t. IV, 15 juin 1894. Résultats de quarante-huit tuberculoses traitées par tuberculine.

KLEBS. — Deutsche med. Woch., 1891. Composition de la tuberculine.

KLEBS. — *Ibidem*, 1891. Quelques remarques sur la tuberculine.

KLEBS. — Onzième congrès de méd., int. Leipzig, 1892. Guérison de la tuberculose.

SPENGLER. — Deut. med. Woch., 1892. Traitement par tuberculocidine.

CENTANNI. — Archivio ital. di clin. medica, 1892. Valeur de la tuberculine.

TRUDEAU. — Med. News., 3 sept. 1892. Traitement de tuberculose expérimentale par la tuberculine.

BRONTRAEGER. — Deut. med. Woch., 5 mai 1892. Résultats thérapeutiques de la tuberculine.

LIPARI. — Arch. ital. di clin. medica, 1892. Inoculations de tuberculine.

EICHOFF. — Therapeut. Monatsh., 1891. Traitement par la tuberculine du lapin.

THAMM. — Deut. med. Woch., 1891. Un cas de tuberculose cérébrale guéri par le remède de Koch.

RICHET et HÉRICOURT. — Biologie, 12 janvier 1895. La sérumthérapie dans la tuberculose.

BEHRING et BOER. — Deutsche med. Woch., 1893. Sérothérapie de la diphtérie.

KOSSEL. — Deutsche med. Woch., 1893. Traitement des enfants diphtéritiques par le sérum diphtérique.

HANS ARONSON. — Berlin. Klin. Woch., 19 juin 1893. Recherches expérimentales sur la diphtérie, et substance du sérum sanguin qui confère l'immunité.

MARTIN. — Progrès médical, 18 octobre 1894. Technique du diagnostic bactériologique et sérumthérapie de la diphtérie.

RUDOLFF et ABEL. — Deut. med. Woch., 1894. Pouvoir immunisant du sérum du sang des convalescents de diphtérie et des individus sains.

ROUX et MARTIN. — Ann. Institut Pasteur, 25 septembre 1894. Sérumthérapie de la diphtérie.

ROUX, MARTIN et CHAILLOU. — Ann. Inst. Pasteur, 25 septembre 1894. Trois cents cas de diphtérie traités par le sérum antidiphtérique.

HEUBNER. — Jahrb. f. Kinderk., t. XXXVIII. Sérum dans la diphtérie.

HANS ARONSON. — Berlin. Klin. Woch., 9 et 30 avril et 7 mai 1894. Recherches sur la diphtérie et l'antitoxine diphtéritique.

OTTO KATZ. — Berlin. Klin. Woch., 16 juillet 1894. Traitement de la diphtérie par l'antitoxine.

SMIRNOW. — Berlin. Klin. Woch., 23 juillet 1894. Traitement de la diphtérie par antitoxine obtenue sans intervention de l'organisme animal.

KLEMPERER. — Berl. Klin. Woch., 6 août 1894. Atténuation par l'électrolyse de cultures virulentes et leur emploi comme moyen de guérison.

BEHRING. — Berl. Klin. Woch., 3 septembre 1894. Sérothérapie dans le traitement de la diphtérie humaine.

BAGINSKY. — Med. Record., 6 octobre 1894. Traitement de la diphtérie par l'antitoxine.

STILL. — Brit. med. jour., 28 juillet 1894. Traitement de la diphtérie par l'antitoxine.

KLEBS. — Wiener med. Woch., 1894. Traitement de la diphtérie par l'antidiphtérie.

BEHRING et BOER. — Deut. med. Woch., 1894. Détermination quantitative des solutions d'antitoxine diphtérique.

SCHUBERT. — Deut. med. Woch., 1894. Traitement diphtérique par le sérum de Behring-Ehrlich.

WOSWINCKEL. — Deut. med. Woch., 1894. Traitement par le sérum antidiphtéritique.

CANON. — Deut. med. Woch., 1894. Traitement de la diphtérie.

BEHRING. — Deut. med. Woch., 1894. Nouvelles observations sur le traité de la diphtérie.

HUBNER. — Deut. med. Woch., 1894. Conseils pratiques à propos de la sérothérapie.

CHARON. — Journ. de méd. de Bruxelles, t. III. Trait. diphtérie par le sérum antitoxique.

CAMPBELL WHITE. — Med. Record., 17 nov. 1894. Trait. diphtérie par antitoxine.

BUCHNER, RANKE et SEITZ. — Münch. med. Woch., 1894. Sérothérapie, diphtérie.

EMMERICH. — Münch. medic. Woch. Remarques sur sérothérapie, diphtérie.

OPPENHEIM. — Münch. med. Woch., 1894. Un cas de diphtérie septique traité par antitoxine de Behring.

KOSSEL. — Deut. med. Woch., 1894. Sérothérapie, diphtérie.

KORTE. — Deut. med. Woch., 1894. Sérothérapie, diphtérie.

BÖRGER. — Deut. med. Woch., 1894. Sérothérapie antidiphtérique à la clinique de Greifswald.

HILBERT. — Deuth. med. Woch., 1894. Résultats de la sérothérapie à Königsberg.

CNYRIM. — Deut. med. Woch., 1894. Deux cas de maladie consécutifs à la sérothérapie.

LUBLINSKI. — Deut. med. Woch., 1894. Antitoxine pour trait. diphtérie.

RANGÉ. — Bull. méd., 2 déc. 1894. Sérothérapie.

LANDOUZY. — Gaz. hôpitaux, 20 déc. 1874. Sérothérapie.

MÉRY. — Gaz. hôpitaux, 3 nov. 1894. Sérum antidiphtérique.

VARIOT. — Journ. de clin. infantile, 13 sept. 1894. Trait. de la diphtérie par antitoxine.

ROMME. — Presse médicale, 27 janvier 1894. Sérothérapie.

ROMME. — Presse médicale, 1er déc. 1894. Sérum antidiphtéritique à l'étranger.

EHRLICH et KOSSEL. — Zeit. f. Hyg., t. XVII. Emploi antit. dipht.

KOSSEL. — Zeit. f. hyg., 1894. Trait. dipht. par sérum antidiphtérique.

BLEISCH. — Allg. med. Centralzeit., 1894. Sérum contre angine diphtérique.

Catlin. — Med. News., 10 nov. 1894. Diphtérie traitée par anti-toxine.

Mya. — Sperimentale, t. XLVIII. Sérothérapie à l'Institut pédiatrique de Florence.

Fischer. — Med. News, 24 nov. 1894 et Med. Record, 13 nov. 1894. Antitoxine.

Damieno. — Riforma med., 30 oct. 1894. Diphtérie naso-pharyngée guérie par sérum de Behring.

Reid. — Lancet, 17 nov. 1894. Diphtérie traitée par antitoxine.

Mc Gregor. — Lancet, 3 nov, 1894. Traitem. par antitoxine..

Godfrey. — Brit. med. j., 22 sept. 1894. Trait. par antitoxine.

Romer. — Lancet, 10 nov. 1894. Traitement diphtérie par antitoxine. Mort par asthénie cardiaque.

Roné. — Lancet, 1894. Un cas de diphtérie, effets utiles de l'antitoxine après la trachéotomie.

Mc Gregor. — Lancet, 24 nov. 1894. Diphtérie suite de rougeole, traitée par antitoxine.

Still. — Brit. med. j., 28 juillet 1894. Trait. par antitoxine.

Parisot. — Rev. méd. de l'Est, 1er nov. 1894. A propos de la sérumthérapie contre la diphtérie.

O'Malley. — N.-York med., 20 oct. 1894. La diphtérie et la sérothérapie, revue.

Thornbury. — Med. News., 2 oct. 1894. Traitement spécifique de la diphtérie par l'antitoxine.

Maurice. — Lancet, 27 oct. 1894. Deux cas de diphtérie traités par l'antitoxine.

Fischer. — Med. Record., 6 oct. 1895 ; Sérum immunisateur dans le traitement de la diphtérie.

Barbier. — Journal des praticiens, 1894. Vaccination antidiphtérique.

HUBNER. — Jahrb. f. Kinderh., t. XXXVIII. Emploi du sérum curateur dans la diphtérie.

SMIRNOW. — Vratch., 7 juillet 1894. Traitement de la diphtérie par des antitoxines préparées sans avoir recours aux animaux.

SAPELIER. — Bull. de thérap., 30 oct. 1894. Pratique de la sérothérapie antidiphtérique.

SAW. — Lancet, 13 oct. 1894. Six cas de trachéotomie pour diphtérie traitée par l'antitoxine d'Aronson.

WERNICKE. — Arch. f. Hyg., t. XVIII. Bacille de Lœffler et sérothérapie de la diphtérie.

ARONSON. — Berlin. Klin. Woch., 23 janvier 1893 : Immunité contre diphtérie conférée aux lapins par injection de sérum de chèvre rendu réfractaire à la même maladie.

TABLE DES MATIÈRES

Chapitre III. — Immunisation

CHAPITRE IV. — TÉTANOS

CHAPITRE V. — DIPHTÉRIE

CHAPITRE VI. — TUBERCULOSE

CHAPITRE VII. — PNEUMONIE

CHAPITRE VIII. — CHOLÉRA

Chapitre IX. — Variole

Chapitre X. — Septicémie

Chapitre XI. — Syphilis

Chapitre XII. — Fièvre typhoïde

Chapitre XIII. — Influenza

CHAPITRE XIV. — VENINS

CHAPITRE XV. — CHARBON

ÉVREUX, IMPRIMERIE DE CHARLES HÉRISSEY

www.ingramcontent.com/pod-product-compliance
Ingram Content Group UK Ltd.
Pitfield, Milton Keynes, MK11 3LW, UK
UKHW020604230726
13926UKWH00005B/2180

9 782016 150917